上海科普教育发展基金会资助

漫话高血压

——都市人血压的困惑？

关国跃　钱　波　许柏青　徐春红　编著

U0395923

上海科学普及出版社

图书在版编目（CIP）数据

漫话高血压：都市人血压的困惑 / 关国跃等编著.
-- 上海：上海科学普及出版社，2018

ISBN 978-7-5427-7327-2

Ⅰ．① 漫… Ⅱ．① 关… Ⅲ．① 高血压－防治 Ⅳ．① R544.1

中国版本图书馆 CIP 数据核字（2018）第 186420 号

责任编辑 吕 岷

漫话高血压——都市人血压的困惑

关国跃 钱 波 许柏青 徐春红 **编著**
上海科学普及出版社出版发行
（上海中山北路 832 号 邮政编码 200070）
http://www.pspsh.com

各地新华书店经销 苏州越洋印刷有限公司印刷
开本 787×1092 1/32 印张 8 字数 200 000
2018 年 11 月第 1 版 2018 年 11 月第 1 次印刷

ISBN 978-7-5427-7327-2 定价：26.00 元

序

　　在全民高度重视健康的今天，提高健康素质、保障生活质量已成为社会发展的象征和人们的现实追求。越来越多的医务人员特别是临床医生，都把工作重心从单纯的手术、治病转移到了防病和慢性疾病的综合管理上。疾病危害生命，慢性疾病如高血压病已逐步成为威胁生命的主要杀手之一。守护生命，提升健康水平是医务工作者终生奋斗的目标。

　　高血压是人们并不陌生的一种非传染性慢性疾病，是一种生活方式疾病，不良生活行为是其发生的原因之一。高血压主要并发症导致心血管疾病。据监测数据显示：我国现有高血压患者逾3.3亿人并每年不断增长。平均每3个成人中就有1个高血压患者，几乎每个家庭都有高血压患者，高血压患者的年轻化趋势更令人担忧。全球每年与高血压疾病相关的死亡人数约1 000多万。我国的高血压呈发病率高、知晓率低、治疗率低、控制率低的"一高三低"现象。防治高血压形势严峻，我国每年的高血压日都确立了明确的防治主题。

本书从高血压的病因、发病机理、疾病过程、症状、并发症等入手，特别是针对防控对策等多个方面，通俗易懂地诠释了高血压的慢病管理全过程。本书集作者多年临床经验，以科普小册子的方式，为广大高血压患者提供了普及应用的实践空间。

本书主编关国跃教授，几十年如一日，潜心研究慢性心血管疾病和老年病，具有丰富的临床慢病防控经验。他带领团队，摸索出了一套行之有效的、延伸于各大医院以外的慢性病管理模式，提供了对都市高血压疾病的有效管控和长期保健的方法。本书尤其适合广大高血压患者阅读。

中国医师协会胸外科分会副会长

华东疗养院党委书记

2018 年 8 月写于无锡

目
录
Contents

第 1 章

认识血压与高血压

—— 知己知彼，百战不殆

一、什么是血压

　　人的血液输送到全身各部位需要一定的压力，这个压力就是血压。最早关于血压的表述来自于 2 000 多年前的《黄帝内经》，该书对脉搏的描述为"盛而坚曰胀"，在相当长的

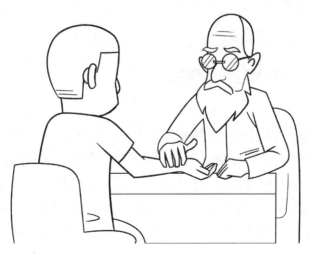

一段时间里，中医们通过把脉来推测血压的情况。1628年，近代生理学之父、英国医生威廉·哈维（William Harvey）出版了《心血运动论》，第一次对循环系统做了比较系统的描述。他在实验中发现，当动脉被割破时，血液好像受到了压力驱使，从血管中喷涌而出，这种力在触摸脉搏时也可以感受到。而这个力，就是血管内血液对于单位面积血管壁的侧压力，即压强。由于血管分动脉、毛细血管和静脉，所以，也就有动脉血压、毛细血管压和静脉血压。我们平时称呼的"血压"，通常是动脉血压的简称。

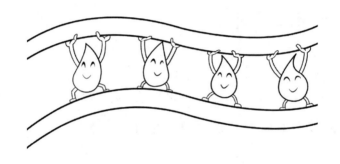

二、血压有什么作用

血压（动脉血压）到底有什么重要作用呢？举个例子，人的身体好比是一座居民大楼，血液循环就是"大楼"的供水系统，而血压就像是水管里的水压。如果居民大楼的水压偏低，想象一下，住在较高楼层的居民会有什么苦恼？当然是打开水龙头发现涓涓细流，无法跟较低楼层的居民家里喷薄而出的水流比较。换做人体血压来讲，如果血压不够，在较高海拔的"居民"——大脑就肯定会出现供血不足了，头晕、眼发黑是常事，而导致跌倒摔伤就成大事了。如果大楼里供水的压力太高，就会对居民装修用的水管材料和安装质量提出更高的要求。要是偷工减料，成为豆腐渣工程，那么出现"跑、冒、滴、漏"，甚至水管爆裂也是常见的。同样，在人体内，最怕的也就是血管爆裂。那些不注意保养的凹凸不平的危险血管就成了体内的定时炸弹。相信大家已经可以理解血压既不能低也不能高的道理了吧。

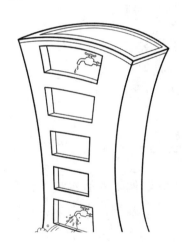

三、血压是怎么形成的

描述血压的形成原理，其实是在描述一个物理力学的现象。假如一幢独栋的老旧居民楼安上了自来水管道，如果想要家家户户都能正常用上水，就需要用水泵不停地给自来水管里泵水。水泵一停，水管里就停水了。人体的血液循环系统跟这个大楼的自来水供水系统类似，人体内泵血的机器是心脏。但人体是首尾封闭的系统，血管跟硬邦邦的自来水管也不一样，是软的带有肌肉的有弹性的管道。

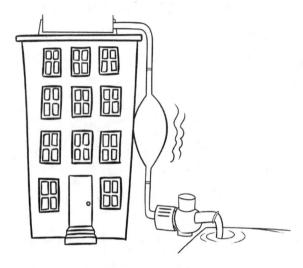

居民楼自来水管里如果要有水压，满足居民能从水龙头里放出水来洗澡，就必须满足两个条件：自来水管里有水以及楼下的水泵不停地工作。人体的血压，它的形成跟大楼自来水管里的水压的形成极其相似。需满足三个条件：血管里必须有血液，而且是足够充满人体整个血液系统的血液量；心脏不停地跳动，把血液从静脉泵到动脉，再流到全身毛细血管，回流到静脉，最后回到心脏，这样血液就在人体血液系统里循环起来；血管的弹性回缩，对血管内的血液形成挤压力。这一点跟自来水管不一样，这个弹性回缩的挤压力，能更好地维持血压，以致于不会让血压在心脏两次跳动的间歇下降得很低。

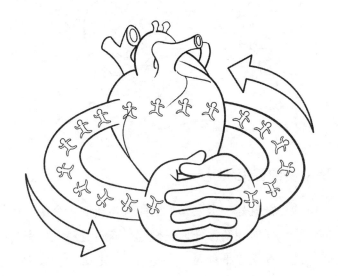

四、血压的影响因素

影响血压的因素千千万，但归根到底，血液的量、心脏活力以及血管弹性这三个方面是最重要的因素。

❶ 血液量的多少

血液量少了，血压也就低了。如果血压很低，达到危及生命的时候，就称为休克，要紧急补足。比如，病情紧急的外伤失血患者，如果不立即止血并输血，生命可能就会终结。反之，如果血液量过多，血压就会相对高一些。

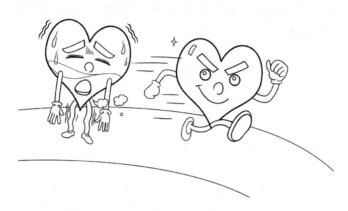

❷ 心脏的健康状况

人体的心脏就是一个泵，是由肌肉构成的一个像中空的球囊状的器官。众所周知，任何机械都是有自身最大功率的，心脏也是如此。在人体平静时，心跳较慢，心脏做功较少，血压相对较低。而在人体活动状态下，心跳较快，心脏做功较多，血压相对会升高一些。所以，能影响心脏工作状态的因素都能影响血压。还有一些疾病状态会引起心脏做功不正常，继而引起血压不正常。比如甲状腺功能亢进患者，心脏跳动快，做功多，血压升高；甲状腺功能减退患者，心脏跳动偏慢，做功少，血压偏低。还有心脏本身存在疾病，如心功能衰竭，心脏的最大功率下降，血压就会偏低。

❸ 动脉血管的弹性

血管的弹性回缩能力就像气球的弹性回缩力。新的气球弹性很好，如果气球老化了，弹性就下降了，回缩的弹力也就下降了。血管也是这样，正常的血管弹性良好，但是一旦血管硬化了，血管的弹性会大大下降。测量到的舒张压会下降得很明显。假设，如果血管硬化得像钢管一样没有弹力，舒张压就将接近 0 了。所以，对检查出的会造成动脉硬化的疾病，一定要给予重视和积极治疗。

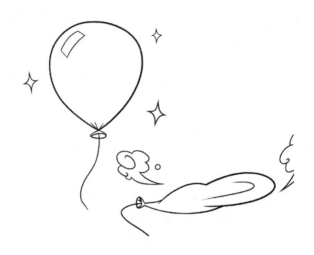

五、怎样才算正常血压

我们常常会在各类科普书籍中听到上压、下压的概念。所谓"上压"就是心脏收缩时，血压升高，此时的血压叫作收缩压。"下压"指的是，心脏舒张时，血压下降，此时血压叫作舒张压。在中国，健康青年人在安静状态时的收缩压为 100~120 mmHg（1 mmHg=0.133 kPa），舒张压为 60~80 mmHg。收缩压和舒张压的差值叫做脉压，正常值为 30~40 mmHg。

　　怎样算作"高"血压? 在不服用降压药物的情况下, 每日 1 次, 测量 3 次上肢血压, 收缩压≥140 mmHg 和 (或) 舒张压≥90 mmHg, 就算作高血压了。90% 以上的高血压发病原因不明确, 称为原发性高血压。另外, 还有一些发病原因明确的高血压, 如肾脏疾病、肾上腺疾病等引起的称为继发性高血压, 如果针对疾病本身治疗, 祛除病因后血压能有效降至正常。

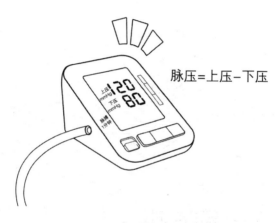

脉压=上压-下压

血压水平的定义和分级

级　别	收缩压（mmHg）		舒张压（mmHg）
正常血压	<120	和	<80
正常高值	120~139	和（或）	80~89
高血压	≥140	和（或）	≥90
1 级高血压	140~159	和（或）	90~99
2 级高血压	160~179	和（或）	100~109
3 级高血压	≥180	和（或）	≥110
单纯收缩期高血压	≥140	和	<90

第 2 章

什么是高血压病

——带你认识陌生的"老朋友"

随着社会的进步和经济的发展，人们的健康意识也在不断提升，我们常挂在嘴边的"三高"和"四高"中，高血压成为必备，也是被人们不断热议的话题。那么，到底什么是高血压病？高血压病是不是很可怕呢？网络、杂志、电视节目里，众说纷纭，真假难辨。下面就让笔者带领大家认识一下高血压这位陌生的"老朋友"。

一、高血压是个"世界通病"

高血压病又称为原发性高血压，是指以动脉血压升高为主要临床表现的综合征。人们患高血压的几率在不同国家、地区和种族之间是有差别的。发达国家较发展中国家高，而在美国，黑人的发病率约为白人的 2 倍。同为黑人，非洲黑人中高血压的发病率远比非洲裔美国黑人低。至今保持狩猎生活的南美印第安部落雅诺马马人，几乎没有高血压病。

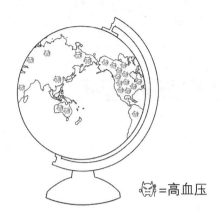

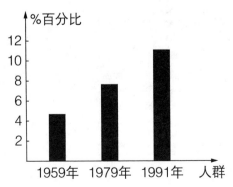

= 高血压

二、中国的高血压有点不一样

中国的高血压患者和欧美不一样，存在着"三低、三差别、一危害"等中国特色。

我国高血压患病率

❶ 三低

中国自 20 世纪 50 年代以来进行了 3 次（分别是 1959 年、1979 年和 1991 年）较大规模的成人血压普查，高血压患病率分别为 5.11%、7.73% 与 11.88%，总体呈明显上升趋势。2002 年卫生部组织的全国 27 万人群营养与健康状况调查显示，中国 18 岁以上成年人高血压患病率已达到 18.80%。然而，中国人对高血压的认知程度低（知晓率低），接受治疗的患者少（治疗率低），病情得到有效控制的更少（控制率低）。

❷ 三差别

中国高血压患病情况存在地区、城乡和民族差别，相同的是都随着年龄增长而患病的人数增加。北方人多于南方人，华北地区和东北地区多，沿海地区多于内地，城市多于农村，高原少数民族地区患病的人数也较多。男、女性高血压总体患病的几率差别不大，但在青年人中男性略多于女性，中年以后女性稍多于男性。

❸ 一危害

中国人的高血压特别容易引起合并脑血管意外，同样的高血压，中国人就特别容易引起脑卒中。中国人的高血压同时伴有一种氨基酸升高，这个氨基酸叫同型半胱氨酸。中国人高血压同时伴有高同型半胱氨酸的比例非常高，达到 75%，每 4 个高血压患者中就有 3 个同时合并有高同型半胱氨酸。男性比率更高，达到 91%，女性达到 63%，平均是 75%。

三、高血压喜欢盯上谁

高血压喜欢盯上谁？答案是：不知道！到目前为止，还没有真正搞清楚高血压形成的原因，只知道相关影响因素有很多，这是家族遗传（内因）和外界环境因素（外因）互相作用的结果。首先，不同的患者，导致其血压升高的原因都不尽相同；其次，高血压从得病到被发现，时间都比较长，而且病程缓慢，悄无声息地侵蚀着人们的健康，并在疾病的不同阶段会有不同的原因促使高血压发展。因此，高血压是一种有致病因素多、发病环节多、疾病发展阶段多和个体差异性大等特点的疾病。

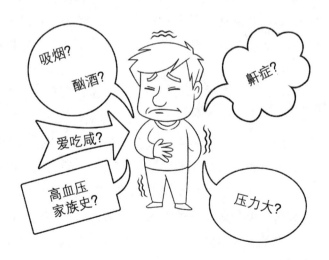

❶ 有遗传的人

您可能会在日常生活中发现，有些家族的成员基本个个都是高血压患者，高血压患者扎堆了，这称之为家族聚集性。这就说明高血压的遗传是与基因有关的。父母患有高血压，他们的子女得高血压的可能性高达 46%。反之，据统计约 60% 的高血压患者，他们都有高血压家族史。

❷ 爱重口味的人

有些地区的人平时吃盐比较多，他们的血压水平和患高血压的几率要比吃盐较少的人高。但是在同一地区，有些人对食盐摄入更敏感，只要吃的食盐超量，就会明显地导致血压升高，这些人被称为盐敏感人群。如果平时的食物中蛋白质过多、油脂过多、酒精过多、钾盐偏少、叶酸等维生素含量偏少，也会引起血压升高，促使高血压发生。

❸ "亚历山大" 的人

城市脑力劳动者比体力劳动者更容易得高血压，从事精神紧张度高的职业的人发生高血压的可能性也较大，长期生活在噪声环境中的人得高血压的也比较多。这些高血压患者，只要经过足够的休息，去除了明确的致病因素，血压可以获得一定程度的改善甚至恢复正常。

但是，普通人如果长时间处在不利的精神因素和环境因素下，就可能会得高血压病。

❹ 烟不离手的人

吸烟会导致神经系统释放一种化学物质，这种化学物质会引起血管收缩，使血压增高。同时，吸烟还会破坏其他维持正常血压功能的物质而引起血压增高。

❺ 啤酒肚的人

体重增加是引起血压升高的重要危险因素，特别是肚子偏大的肥胖人群，更容易发生高血压。这种肚子偏大的肥胖在医学上叫作腹型肥胖。

❻ 睡觉打鼾的人

严重的打鼾会引起呼吸暂停和通气不畅，医学上称之为睡眠呼吸暂停低通气综合征。据统计，严重打鼾的人群里有 50% 的人患有高血压，打鼾病情越重和患病时间越长，血压也会越高。因为严重的打鼾会导致人体缺氧，而缺氧又会导致体内调节系统功能紊乱，最终导致血压升高。

四、长期的高血压有什么危害

长期的高血压主要会导致人体两大重要器官受到损害：心脏和血管。

❶ 长期高血压引起的心脏改变主要是心脏肥大

如果把肥大的心脏和正常的心脏放在一起，那场景就好像把一个满身肌肉的健美运动员和一个身材匀称的普通人放在一起。但是肥大的心脏跟充满力量的健美运动员可不一样，它在人体内泵血的时候反而变得更"虚弱"了，心脏功能也下降了。而心脏肥大的原因，主要是长期高血压会导致体内某些化学物质增加，这些化学物质刺激心脏肌肉细胞变大变粗。等到心脏变成一个"健美运动员"的时候，我们就称为高血压心脏病。

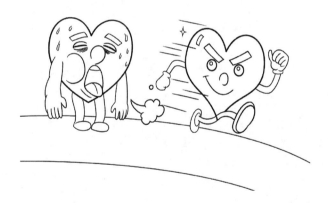

❷ 全身小动脉的病变主要表现是血管狭窄，导致人体重要器官如心、脑、肾缺血

就像大楼里的自来水管道堵了，引起了缺水。脑子里的血管堵了，就是脑卒中，后遗症就是手脚瘫痪、不会说话，严重的就是植物人了。肾脏里的血管狭窄缺血了，会引起肾功能下降，就是肾脏排毒功能下降，后果就是全身中毒，危

及生命。

　　经过上面的介绍，希望让读者能对高血压病这位陌生的"老朋友"有进一步地了解，同时也希望读者能通过对它的了解真正考虑要不要跟这位"老朋友"交往。事实上，高血压病也只是一类疾病的总称，在它的"家族"里还有很多很有特点的成员，个个"身怀绝技"，都是人体健康的破坏高手。

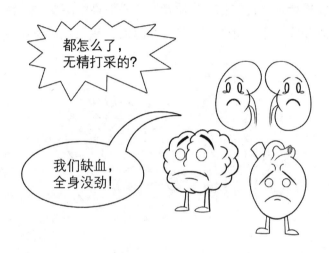

第 3 章

如何正确对待高血压

—— 因人而异，因地制宜

一、小张的困惑

笔者有一个朋友，私企白领小张。小张今年 34 岁，平时从来不测血压，有一次听说某某同事因为高血压引发脑卒中，导致半身不遂，心里很害怕，就匆匆跑到社区医院测血压。结果一测血压发现上下压都很高，小张紧张得不得了，汗都流出来了。马上再测一次，结果血压比第一次还高。小张立刻认为自己患上高血压了，感觉压力极大！可医生却劝他说："你休息 5 分钟，我再帮你量一次。"结果这次测下来没问题，一切正常。小张就犯嘀咕了，他到底算高血压吗？

我们认真思考一下上面这个例子，就会发现，小张第一次和第二次测量的血压虽然高，但却不能给他扣上"高血压"的帽子。运动后、情绪紧张，血压自然会升高，这是老祖宗在远古狩猎时代留下的优良基因，因为这可以让我们的肌肉、大脑供血更充足，让我们运动得更有力，思考得更迅速。所以，有的人偶尔一次出现血压高，就据此误认为自己患上高血压了，这种认识是错误的。

那么，高血压的规范诊断是什么呢？理论上，应采用经核准的水银柱或电子血压计，测量安静休息坐位时上臂肱动脉部位血压，每天测量 3 次血压，收缩压都是≥140 mmHg 和（或）舒张压均≥90 mmHg 才可以诊断为高血压。要判断血压是否升高，万万不能仅凭 1 次或 2 次诊室血压测量值，而需要经过一段时间的监测，进一步观察血压变化和总体水平。

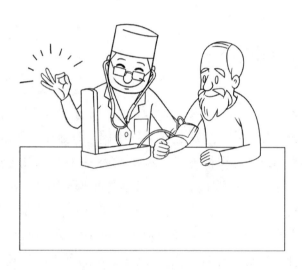

二、认识高血压的"三部曲"

如果发现血压确实偏高，就一定是高血压了吗？是不是要马上吃药？不对，没那么简单！如果发现自己血压偏高了，还应该做好评估，寻找引起高血压的可能原因和高血压引起的其他器官的损害。根据这些数据综合考虑，用来指导高血压的诊断和治疗。当然，这些工作应该在专业人士（心血管病医生）的指导下完成。接下来，跟大家分享了解高血压"三部曲"。

① 详细了解基本情况，问自己几个重要的问题

家族史：家里有没有近亲患高血压？病程：高血压多久了？症状及既往史：有没有其他疾病？生活方式：盐、酒、烟，以及服药的情况（比如避孕药、麻黄碱、可卡因、激素等）。心理社会因素：有没有精神压力过大，是否经常熬夜加班？

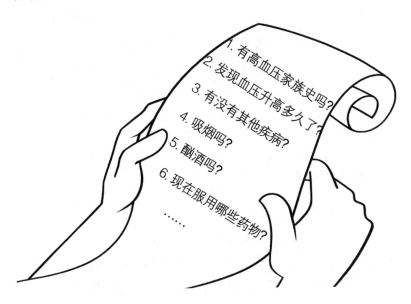

1. 有高血压家族史吗？
2. 发现血压升高多久了？
3. 有没有其他疾病？
4. 吸烟吗？
5. 酗酒吗？
6. 现在服用哪些药物？
……

② 做体格检查和化验

让有经验的医生做仔细的体格检查和完成必要的化验，有助于发现继发性高血压线索和高血压引起的器官损害情况。

❸ 评估心血管病发病风险

估计高血压会引起的脑卒中、心肌梗死等严重心脑血管事件的发生几率。这样做可以帮助医生和患者确定什么时候开始治疗高血压，用什么方案治疗高血压。

三、生活上控制高血压的"五大法宝"

高血压的治疗方法有哪些？如果确定是得了高血压病，那就必须开始治疗了。改变不健康的生活方式和服用降压药是治疗高血压的主要方法，两者缺一不可。长期坚持健康的生活方式。所有的高血压患者自始至终都需要坚持健康的生活方式，主要包括合理膳食、控制体重、戒烟限酒、适度运动、心理平衡。

❶ 合理膳食

（1）限制食盐摄入：高血压饮食疗法最关键是要减盐。中国营养学会推荐健康成人每日摄入食盐不宜超过6克，高血压患者不超过3克。少摄入食盐是预防和治疗高血压的成本最小的有效措施。避免高盐的措施：① 普通啤酒瓶盖去胶垫后，一平盖盐约6克；② 尽量避免吃高盐食物和调味品，如咸菜、腌菜、腌肉等；③ 利用蔬菜本身的风味来调味，例如将青椒、番茄、洋葱、香菇等和味道清淡的食物一起烹煮；

④ 利用醋、柠檬汁、苹果汁、番茄汁等各种酸味调味汁来增添食物味道；⑤ 采用富钾低钠盐代替普通钠盐。

（2）限制总热量，尤其要控制吃的油脂类型和总量：① 减少动物食品和动物油，如限制动物内脏、肥肉、蟹黄、鱼子、蛋黄、鱿鱼等富含饱和脂肪和胆固醇的食品；② 减少反式脂肪酸，如限制各类西式糕点、巧克力、咖啡伴侣、速食食品等；③ 适量选用橄榄油等植物油。

（3）营养均衡：① 适量补充蛋白质；② 适量增加新鲜蔬菜和水果；③ 增加食物中的钙。高血压患者的食物选择：① 富含钾、钙、维生素和微量元素的食物：新鲜蔬菜、水果、土豆、蘑菇等；② 食用植物油；③ 富含膳食纤维的食物：燕麦、薯类、粗粮、杂粮等；④ 富含优质蛋白质、低脂肪、低胆固醇食物：无脂奶粉、鸡蛋清、鱼类、去皮禽肉、瘦肉、豆制品等。鱼类蛋白质是优质蛋白质，鱼油含多不饱和脂肪酸，应多吃鱼类。

（4）不用或少用的食物：① 高钠食物，如咸菜、榨菜、

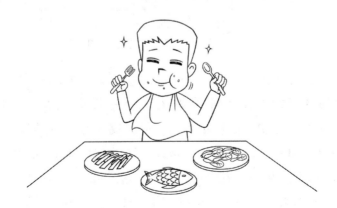

咸鱼、咸肉、腌制食品、烟熏食品、火腿、含钠高的调味料及酱料等；② 高脂肪、高胆固醇食物，如动物内脏、肥肉、禽皮、蛋黄、鱼子、油炸食品；③ 高反式脂肪酸食物，如人造奶油、富含氢化油、起酥油的糕点和方便食品等；④ 糖类、辛辣刺激的调味品、浓咖啡、浓茶等。

❷ 控制体重

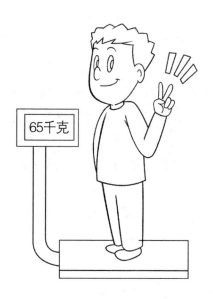

高血压患者应控制体重，避免超重和体质指数超标：采用体质指数（BMI）评价体重。计算公式：BMI＝体重（千克）÷身高^2（平方米）。中国成人 BMI 的判定标准为：18.5≤BMI<24.0 为正常；24.0≤BMI<28.0 为超重；BMI≥28.0 为肥胖。标准体重（千克）=22×身高^2（平方米），或采用简单计算：标准体重（千克）= 身高（厘米）−

105。减重的方法：少吃＋多运动，寻求能量"负平衡"减轻体重有益于高血压的治疗。减少 10 千克体重，收缩压可降低 5~20 mmHg。减重应循序渐进，通常每周减重 0.5~1 千克，在 6 个月至 1 年内减轻原体重 5%~10% 为宜。

❸ 戒烟限酒

戒烟：戒烟可以明显降低心血管病、癌症等疾病的风险。戒烟不仅是一种生理矫正，更是一种行为心理的矫正。合理的戒烟治疗可使戒烟成功率增加，复吸率降低。戒烟的技巧如下：戒烟从现在开始，下决心，定计划，并写下来随身携带，随时提醒和告诫自己。丢弃所有烟草、烟灰缸、火柴、打火机，避免一见到这些就"条件反射"地想要吸烟，并且要避免前往往常习惯吸烟的场所或活动。坚决拒绝烟草诱惑，随时不忘提醒自己只要再吸一支就足以令之前所有努力前功尽弃。烟瘾来时，做深呼吸活动或咀嚼无糖分口香糖。用餐后用吃水果或散步来代替饭后一支烟的习惯。把要戒烟的想法告诉家人和朋友，取得他们的鼓励、支持和配合。为自己安排一些体育活动，如游泳、跑步、钓鱼、打球等，一方面可以缓解压力和精神紧张，另一方面有助于把注意力从吸烟上引开。限酒：长期过量饮酒是高血压、心血管病发生的危险因素，饮酒还可对抗药物的降压作用使血压不易控制；戒酒后，除血压下降外，患者对药物治疗的效果也大为改善。高血压患者最好不饮酒。若饮酒，建议少量。酒精的计算方法大致为：白酒中所含酒精的比例略低于酒的度数，如 39° 白酒的酒精含量为 32.5%；葡萄酒的酒精含量 13%~15%；啤酒的酒精含量在 4%

左右。按此计算，男性饮酒的酒精量不超过 25 克，即葡萄酒小于 100~150 毫升（相当于 2~3 两），或啤酒小于 250~500 毫升（0.5~1 斤），或白酒小于 25~50 毫升（0.5~1 两）；女性减半，孕妇不宜饮酒。

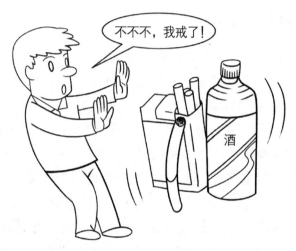

❹ 适量运动

运动的方式包括：有氧运动、力量练习、柔韧性练习、综合功能练习。其中主要介绍有氧运动。有氧运动是高血压患者最基本的健身方式，常见的运动形式有快走、慢跑、骑自行车、广场舞、广播体操、有氧健身操、登山、爬楼梯等。建议每周至少进行 3~5 次、每次 30 分钟以上中等强度的有氧运动，最好坚持每日都运动。运动强度中、低的运动较高强度运动在降低血压上更有效、更安全。可选用以下方法评价中等强度：① 主观感觉——运动中心跳加快、微微出汗、自我感觉有点累；② 客观表现——运动中呼吸频率加快、微微喘，可以与人交谈，但是不能唱歌；③ 步行速度在每分钟 120 步左右；④ 运动中的心率＝ 170 － 年龄；⑤ 在休息后约 10 分钟内，锻炼所引起的呼吸频率加快应明显缓解，心率也恢复到正常或接近正常，否则应考虑运动强度过大。运动的适宜时间：高血压患者清晨血压常处于比较高的水平，最好选择下午或傍晚进行锻炼。安静时血压未能很好控制或超过 180/110 mmHg 的患者暂时禁止中等强度及以上的运动。

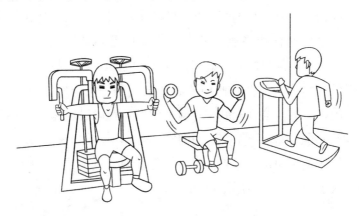

❺ 心理平衡

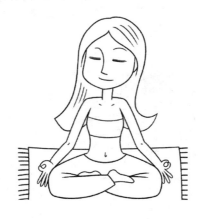

预防和缓解心理压力是高血压和心血管病防治的重要方面。包括构建和谐社会，创造良好的心理环境、培养个人健康的社会心理状态；纠正和治疗病态心理。

四、吃药控制高血压的"四大要素"

首先，"降压是硬道理"。早降压早获益；长期降压长期获益；降压达标让高血压患者的危险程度降到最低，最大获益。降压治疗的目的是使高血压患者的血压达到目标水平，从而降低脑卒中、急性心肌梗死和肾脏疾病等疾病死亡的危险。降压治疗可减少 40%~50% 的脑卒中发生风险，就是说服用降压药与不服用降压药的患者相比，减少 50% 的脑卒中发生风险；降压治疗可减少 15%~30% 的心肌梗死发生风险；降压治疗可减少 50% 的心力衰竭发生风险。

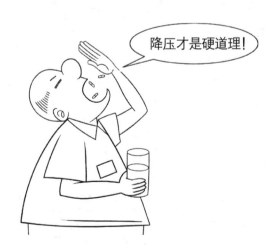

降压才是硬道理！

其次，小剂量开始用药。就是慢慢地加大药物的用量，不应一开始用药就下猛药；优先应用长效制剂，所谓长效制剂就是目前制药工艺生产的药物中能在人体内稳定地缓慢释放以延长药效时间；联合用药，就是一种药物的效果不明显时可以再加另一种药物一起帮助治疗；个体化，也就是说没有千篇一律的用药方案，具体情况具体对待。

第三，血压控制要达标。一般情况下要求诊室测量血压<140/90 mmHg、家庭测量血压<135/85 mmHg；老年高血压<150/90 mmHg，如果没有明显不适的症状，还可以进一步降低血压。

最后，则是血压达标时间。一般高血压患者用药后 4~12 周内逐步达标，年龄大或者伴有其他重大疾病的患者可以适当延长血压达标时间。如果过快把血压控制到达标，反而会引起高血压患者的不适。就像大家坐飞机时的感受一样，如果飞机降落太快，会感觉很不舒服。

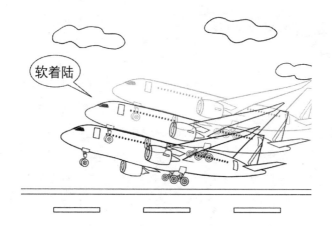

第 4 章

日常生活与血压变化

——"好"生活，"好"血压

细心的读者也许会发现，自己身边的一些高血压患者，他们在日常生活中总有一些相似的习惯，比如喜欢吸烟、喝酒，比如喜欢吃重口味的食物，比如不喜欢运动……仔细的你没有搞错，我们的日常生活跟血压确实有很大的关联，下面就介绍几个重要的日常生活方式与血压变化的关系。

一、吸烟与血压

众所周知，吸烟有害健康。自从哥伦布发现新大陆之后，烟草的吸食至今已有几百年历史。烟草不仅能导致肺癌、口腔癌或喉癌等肿瘤，还能导致心血管疾病和呼吸系统疾病。不吸烟的人，每日都能吸入大量的新鲜空气；而经常吸烟的人，却享受不到大自然的恩惠，吸入的不是新鲜空气，而是被烟雾污染的有毒气体。烟草中的尼古丁能使心跳加快、血压升高，大量吸烟的人，心脏病发作时，其致死的几率比不吸烟者大很多。

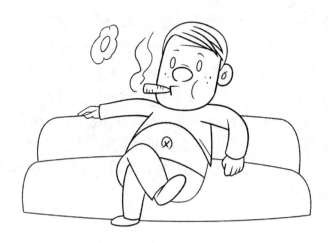

　　有研究报道了吸烟和不吸烟的人的动态血压变化特点，吸烟的人的 24 小时血压、白天血压、上下午血压检测值都明显高于不吸烟的人，这个结论也适用于青少年和被动吸烟的女性。超过 80% 以上的高血压患者会有一种或一种以上的引起高血压的危险因素。吸烟时人的即刻血压明显高于停止吸烟的时候，也就是说，如果有人正在吸烟，此刻测量此人的血压，血压值肯定是高于他平时不吸烟时测得的血压值。而长期吸烟会对血压产生影响，譬如人体脂肪代谢和糖代谢异常、血液流动异常以及血管形态结构和功能损害，最终导致动脉血管硬化和血压升高。

二、饮酒与血压

　　在各种社交活动中，饮酒往往是最常见的一种方式，当我们需饮酒时，无论是白酒、葡萄酒、啤酒或是其他酒，都应适量地饮用。但是，如果带着"宁伤身体，不伤感情"的观念去饮酒，那就会对包括大脑、神经系统、肝脏、心脏和情绪在内的整个身体产生危害。特别是对我们的血压，有研究表明，男性人群每日饮用酒精量≥20克（大概50°的白酒50毫升），随着酒精量的增加，收缩压和舒张压都有升高趋势。因此，饮酒可能导致血压升高，而且每日饮用酒精的量≥20克就可能会引起高血压。

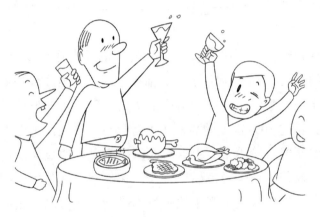

饮酒导致血压升高的原因可能是：第一，酒精破坏了血管的舒张和收缩的功能，导致血管的阻力增加，人体只有通过努力调节才能使血压升高的血液流经全身血管；第二，饮酒导致血黏度增加，流动性下降，引起血压升高。还有研究显示，年轻女性饮酒不会导致血压升高，而老年女性饮酒可以导致血压升高，研究人员推测这可能与老年女性雌激素缺乏有关。

三、运动与血压

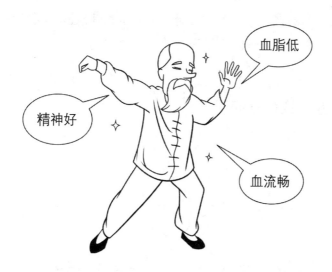

我们会发现，正常人跑步后，血压会上升。那是因为运动后，人体内新陈代谢加快，血液流动加速，血压自然而然就上升。而运动员经过长期合理的训练之后，他们在正常情况下的血压比一般人要低。由此可以得出结论，运动具有降血压的作用。总结原因可能有以下几个方面：首先，运动能改善人体神经系统的功能，从而改善对血管的调节能力，能让血压维持在正常的范围；其次，运动能降低血液内的血脂水平，降低血黏度，从而增加血液流动性，降低血压。当然，运动还能改善人的情绪，减轻精神压力，有助于血压恢复正常。

运动对老年患者的收缩压有明显的降压作用。中强度运动能有效降低中老年 1 级高血压患者的收缩压和舒张压，并能减少高血压及其他心血管疾病的主要危险因素；小强度运动能有效降低中老年人 1 级高血压患者的收缩压，但效果小于中强度运动；大强度运动能降低中老年人 1 级高血压患者的体重、体重指数和腰臀比。也有学者研究了散步和其他运动项目对动态血压的影响，发现散步是最有效的运动方式。

四、饮食与血压

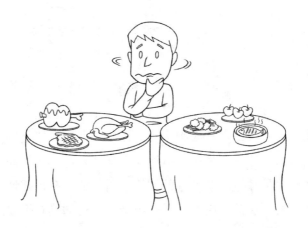

❶ 限制食盐的进食量

正常情况下，人体对食盐的需要量为每日 0.5~1.0 克。在日常生活中，大多数人群饮食的含盐量为 10~15 克，远远超过人体的需要量，因此建议每人每日摄入食盐应在 5 克以下。研究证明无论是对于血压正常的个体还是高血压患者限盐和补钾都有降压作用，而且这种降压的效果随着血压水平升高而更加明显。

❷ 补充粗纤维、膳食纤维素

膳食纤维能延缓食物中糖的吸收，可降低空腹和餐后血糖，多食用含纤维素的蔬菜既能达到控制热量代谢的目的，又能增加饱腹感（感觉到吃饱了），还能促进胃肠道蠕动，防止便秘，减少糖和脂肪的吸收，减少高血脂对血管壁的损害，从而减少高血压等心血管疾病的发生。

❸ 减少脂肪、胆固醇的摄入量

脂肪应占总热量的 25% 以下，不饱和脂肪酸的进食可能有益于心脑血管病的防治。高血压患者每日摄入胆固醇的量应限制在 300 毫克以下，少吃动物内脏、鸡蛋黄、鱼子等胆固醇含量高的食物。多吃一些含有不饱和脂肪酸的海鱼，能降低血胆固醇，抑制血栓形成，预防脑卒中。此外，对增加微血管的弹性、预防血管破裂等有一定作用。

❹ 适量摄入蛋白质

高血压患者每日摄入蛋白质的量为每千克体重 1 克为宜，每周还应吃 2~3 次优质蛋白质，可改善血管弹性和通透性，增加尿、钠排出，从而降低血压。鱼类蛋白质中富含蛋氨酸和牛磺酸，有助于降低高血压和脑卒中的发病率，鱼油富含不饱和脂肪酸，有降压作用。此外，每日补充 40 克大豆蛋白质，可以降低收缩压和舒张压。

五、精神压力与血压

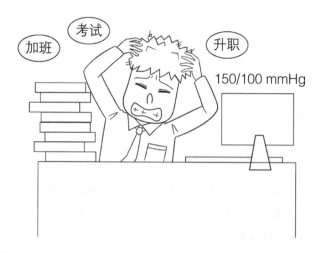

加班　考试　升职

150/100 mmHg

　　精神压力大的人血压会升高，容易得高血压。特别是素有"高学历、高收入、高消费"优势的白领，如今却日益受到"新高"——高血压的困扰。归根结底，是由于工作压力大和长期精神焦虑，造成体内神经内分泌紊乱，继而引发血管收缩，最终导致高血压。究其原因有两种：一是由于长期精神压力大，肾上腺素大量分泌，使得血压、血脂等升高，进而导致心血管疾病的发生，而疾病的产生又使患者的心理压力加重，又影响疾病的治疗和康复，导致恶性循环；二是由于人体处在精神压力状态下，更倾向于选择不健康的生活习惯来试图寻求压力的释放，如吸烟、酗酒、暴饮暴食等，而这些不良习惯会导致身体过多接触烟草、酒精、糖脂，引起血压、血脂和血糖的升高。

六、排便与血压

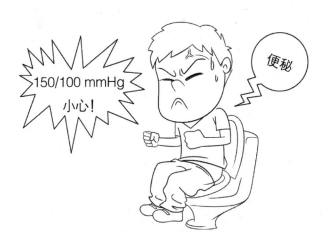

　　无论是俄罗斯原总统叶利钦，还是演艺界明星马季、侯耀文、高秀敏、谢晋、古月等人，这些政坛、演艺圈里顶着光环的明星，亦难抗拒生命的脆弱，他们都是死于人类健康的"头号杀手"——高血压。其中，最让人痛心的例子就是著名相声表演艺术家马季因为在解大便的时候突发心肌梗死而去世。所以，千万不要小看了排便对血压的影响。

　　人们在排便时，收缩压、舒张压、脉压均明显大于排便前和排便后，而排便前和排便后的血压没有明显变化。如果是蹲位排便，屏气用力时收缩压、舒张压比坐位时均有明显增高。高血压患者心脏本来就处于高强度工作状态，排便时如果血压陡然升高，心脏进一步增加工作强度，容易导致心脏缺血，心绞痛发作或猝死。所以高血压患者要养成良好的排便习惯，防止便秘。建议多吃蔬菜、粗粮等膳食纤维含量高的食品，采用坐式马桶，切忌用力排便。

第 5 章

血压的季节性变化

——"热胀冷缩"的血压

在常年的体检工作中，笔者经常会碰到有人说："医生，我今年体检的血压怎么比去年低了啊，你这个血压计是不是不准啊？"还有人说："哎，为什么我夏天的血压比冬天要低，而且相差有好几十啊？"首先，我们要表扬一下这些观察仔细的人，他们对自己的健康很关注。其次，我们得提醒这些人，他们忽略了一个自然现象，那就是随着季节的不同，人的血压是会发生变化的。

一、血压也会"热胀冷缩"

早在 1921 年科学家就发现冬季血压增高的现象。为什么呢？很简单，因为人体的血管也有"热胀冷缩"的特性，即寒冷时血管收缩，便会引起血压升高；天热时血管扩张，血压就会下降。

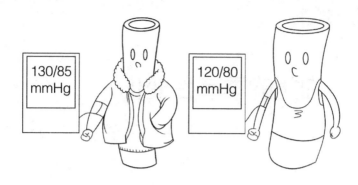

　　法国科学家曾经做过一个实验，那就是观察部分正常成人12个月的血压变化。他们发现人的血压会从6月开始下降，8月时达最低值，10月起又上升。冬季的3个月时间里平均收缩压、舒张压均比夏季高5 mmHg左右。在挪威接受试验的大致健康的中年人中，9—12月静息收缩压比其他季节高2.8 mmHg。意大利的科学家也证实血压正常者冬季血压最高而夏季最低。

　　成人如此，儿童当然也不例外。澳大利亚医师曾用半自动血压计测定儿童的3次血压，发现冬季普遍血压最高。随着气温降低时，血压会升高，气温变化10℃导致收缩压变化5~7 mmHg。

　　季节交替不仅影响静息血压，也影响运动血压。以色列医生对健康男性进行踏车运动研究。结果显示虽然冬夏两季运动中收缩压没有明显不同，但冬季运动中舒张压明显高于夏季。所以，不论是否在运动，血压都存在着季节变化。

二、高血压患者血压变化大

高血压患者的血压同样有季节性变化，而且变化幅度比正常人更大。1989年有科学家用动态血压监测评价了血压正常高值和轻度高血压者的血压季节性变化，发现寒冷季节白天平均舒张压比夏季高5~10 mmHg。1993年日本科学家对原发性高血压患者在诊室、家庭和动态血压监测观察结果表明：冬季诊室收缩压比夏季高3.4~6 mmHg，冬季诊室舒张压比夏季高2.4~4.2 mmHg。家庭血压高（4.8~7.0）/（2.1~3.3）mmHg。白天收缩压/舒张压高（2.1~4.9）/（1.7~3.3）mmHg。

从现有种种研究结果来看，不论地域、种族、年龄、性别、是否有高血压病，都存在血压的季节性变化。

三、哪些因素影响血压季节性变化

❶ 年龄 —— 越老血压波动越大

研究表明，血压的季节性变化随年龄增加而增加，老年人的血压季节性变化更为明显。有研究表明，老年组夏季（14~20℃）收缩压为122~150 mmHg，冬季（-4.3~9.3℃）升高到130~160 mmHg，而年轻人仅从118~136 mmHg上升到120~138 mmHg。血压季节性变化的年龄差别在于不同年龄的人群身体本身对寒冷所作出的反应不同，年轻人是以血管收缩引起血流阻力增加导致的血压升高，而老年人的变化是心率增加、心脏负担增加引起的血压升高。此外，研究表明冬季老年人的体温较年轻人低 0.3~0.4℃，这也是导致血压更高的原因。

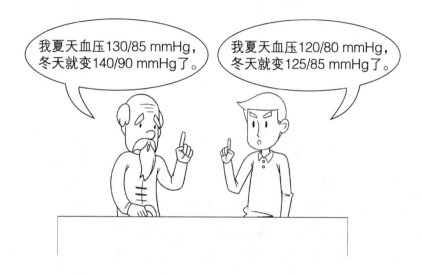

❷ 体质指数（BMI）——越瘦血压波动越大

体质指数（BMI），是用体重千克数除以身高米数平方得出的数字，是目前国际上常用的衡量人体胖瘦程度以及是否健康的一个标准。在一项针对部分血压正常成年男性的研究发现，体质指数最小的人群中冬季收缩压增加>10 mmHg 的比例最高，而体质指数最高人群中冬季收缩压增加>10 mmHg 的比例最低。季节收缩压变化与体质指数呈反比。通俗地讲，就是体重偏瘦的人血压更容易受到季节的影响。瘦人冬季血压更易增加的原因可能是瘦的人为保持体温恒定，使得神经系统的反应相对更高。这个原理也可以解释为，瘦的人由于缺乏身体脂肪层的保温，所以在冬季时要加速身体代谢来产生热量保持正常体温，而这个加速身体代谢的过程中会产生升高血压的现象。

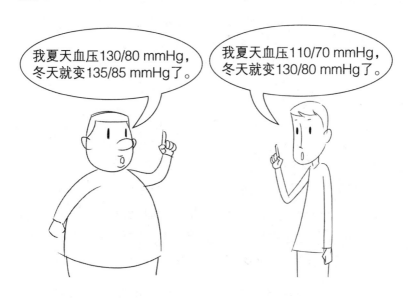

四、了解血压季节性变化有大用处

认识血压季节性变化对血压处理来说具有重要意义，因为对吃抗高血压药的量多少，对选择何时生宝宝有大帮助。首先，对于高血压患者，不同季节采用不同的用药方案，能减少血压过高和过低的不良影响。比如在春、夏季时服用的降压药可以减量甚至停用，而到了秋、冬季节时服用的降压药必须加量。其次，日本学者从对孕妇的调查中发现，孕期 20 周时血压最低，而 26 周后血压升高。最低户外温度每升高 10 ℃，

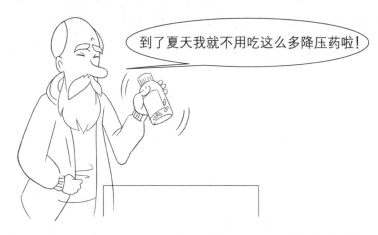

血压降低 2.5/2.3 mmHg；在 1 月分娩者孕期血压波动最大（12.8/12.5 mmHg），而 7 月分娩者孕期血压活动最小（3.1/3.0 mmHg）。这一观察结果对患有高血压的女性选择怀孕时间就有重要的参考价值，如果能尽量在秋冬季节怀孕春夏季节分娩，就能更好地避免因为血压增高引起的分娩风险。

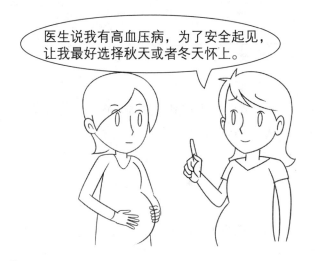

第6章

睡眠少对血压的影响

—— 睡眠"向左"，血压"向右"

一、拿睡眠换体面，值不值

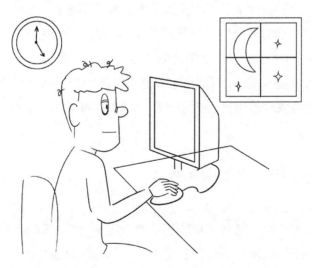

当下社会竞争激烈、工作压力大导致过度劳累，一些企业和单位并未按劳动法、带薪休假等国家法规行事。有的提出

"5+2、白加黑",有的甚至提出"3516"工作法,即每日3小时吃饭、5小时睡觉、16小时工作。这不仅影响了员工的身体健康,也降低了工作效率,还助长了形式主义。确实,经济要发展,GDP要守护,但我们的睡眠、休息时间就在这样冠冕堂皇的理由下被逐渐剥夺了。睡眠少正成为困扰现代人的一个重要健康问题。在上一个百年中,美国人的平均睡眠时间从1910年的9小时明显下降至1975年的7.5小时,到2005年仅为6.8小时。有科学家发现每晚睡眠少于6小时的人从1998年的12%上升至2005年的16%。虽然工作出成绩了,但是"健康成绩单"却越来越不理想了,其中就包括血压。

笔者的医生朋友里就有这样的例子。他是同学中无可争议的"学霸",上完医学本科读硕士,读完硕士读博士。白天不是在门诊看病就是在手术室做手术,晚上不是在实验室做实验就是在电脑前写论文。每日睡觉基本都在24:00之后,起床基本都在6:00之前,严重的睡眠不足透支了他的健康。不到40岁,头发越来越少,血压越来越高,已经是高血压的老患者了。用睡眠和健康换事业和体面,这种选择是不可取的。

二、睡得少 = 血压高

人在清醒、紧张、身体活动时血压会升高,而在休息、放松、睡眠时血压会下降。正常人血压具有明显的昼夜节律,做动态血压监测就会发现这个规律,正常人黄昏时血压较白天水平下降,至夜间时呈一个平台,醒前时适度升高以达到白天水平。目前，大部分学者把夜间血压下降百分率作为判断 24 小时血压昼夜节律状况的指标，以≥10% 表示正常昼夜节律，<10% 提示昼夜节律减弱或消失。一般认为，人的夜间情绪相对于白天是放松的，肌肉也放松，心率会减慢，因此夜间血压下降。

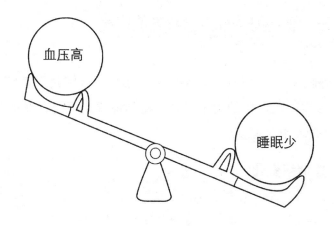

　　睡眠少对血压起怎样的作用？健康人睡眠中重复醒来是夜间血压升高的原因。在高血压患者中，睡眠减少可导致夜间血压升高。有研究观察，部分未经治疗的轻中度高血压患者中，睡眠少导致 24 小时的血压升高，尤其是夜间这种差别更为明显。简单地讲，就是睡眠少很可能导致血压升高，甚至导致高血压。并且越来越多的科学研究证据表明，睡眠少可能是引起高血压的一个危险因素。譬如，某些特殊患者中高血压比例很高。首先，在所报道的致命性家族性失眠症患者中，几乎总是伴有高血压。其次，对睡眠呼吸暂停综合征（鼾症）患者的研究早已明确睡眠紊乱可导致高血压的发生。

因此可以得出结论，睡眠少确实是导致高血压的一个危险因素。但是也有学者在某项有关老年人健康的研究中发现睡眠减少与高血压没有任何关系。学术界目前对此结论仍有争论，相信随着科学的进步，认识也会统一的。

三、睡不好为什么会导致血压高

睡眠少导致高血压的可能原因有哪些？睡眠减少或睡眠障碍是怎样影响血压的尚不清楚，概括地说，可能存在情绪变化、激素变化等情况。

❶ 情绪变化

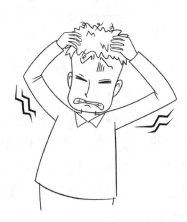

长期的睡眠障碍导致不良的情绪变化，使大脑功能失调，以致不能正常调控人体，交感神经活动增强，使小动脉收缩，周围血管阻力增加而导致血压升高。

❷ 激素变化

睡眠减少引起体内很多激素和其他化学物质原有节律的改变，这些化学物质就会混乱地调节血压导致血压升高。目前已经发现睡眠减少可以导致褪黑素、促肾上腺皮质激素、促肾上腺皮质激素释放激素、糖皮质激素、盐皮质激素、血管紧张素、醛固酮、儿茶酚胺、一氧化氮、瘦素以及许多炎症介质的明显变化。譬如说，保健品市场上最火的"×白金"其主要成分就是褪黑素，事实上也就是通过增加体内的褪黑素来改善睡眠的。您可以把它们这些化学物质看成是作战时期战场上的军情通讯员，每一个通讯员负责的军情信息都不同，如果通讯员出现了问题，作战司令部肯定会发出错误的指令，战局就会出现问题。在人体内有关血压调节的"作战指示"全靠这些"军情通讯员"了。

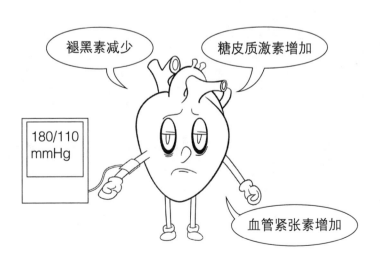

　　睡眠作为生命活动所必需的过程，是机体复原、整合和巩固记忆的重要环节，是健康不可缺少的组成部分，人的一生中近 1/3 的时间是在睡眠中度过的。已经有研究发现，多睡 1 小时和收缩压降低 16.5 mmHg 在降低人体得病的风险的作用上是相似的。所以，珍惜健康的您，一定要重视睡眠的时间和质量，不要为了事业和娱乐牺牲了自己优质的睡眠，日久天长，不仅会导致高血压，而且也会引起其他的不良后果。

第 7 章

肥胖与高血压

——形影不离的"好朋友"

一、要"心宽"不要"体胖"

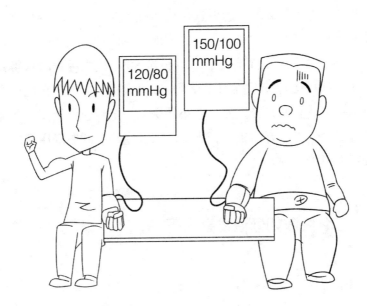

据统计，目前肥胖已成为世界主要的公共卫生问题。2008年全球成年人中约有 1 亿人超重，5 亿人肥胖，5 岁以下儿童超过 4 000 万人超重。美国研究发现肥胖和高血压存在因果关系，成年人高血压患者中 70% 以上存在超重和肥胖。体重每增加 4.5 千克，收缩压平均升高 4.5 mmHg。据我国第三次全国居民营养与健康状况调查资料显示，与正常体重者比较，超重或肥胖者更容易患高血压，并且体重越高患高血压的风险越高。更值得一提的是，反映中心型肥胖症患者的指标（腰围及腰臀比）更能反映肥胖与高血压的关系。因此，"心宽体胖"是个被大家羡慕的状态，但高血压病总是爱跟胖子做朋友，所以我们可以"心宽"但不可以"体胖"。

此外，肥胖也是导致儿童、青少年高血压的重要原因。虽然儿童、青少年高血压患者远比成人患者要少，但随着儿童肥胖的流行，高血压的发生也随之增加，不论是在发达国家还是在发展中国家。在青年人中，20 世纪 80 年代之后我国每年新增 45 岁以下的青年高血压患者数 60 万人次。所以，在此也要提醒一下读者们，家里如果有小胖墩，一定要督促他们多参加体育活动，控制好体重。否则，一家"老小"同服降压药的场景很有可能出现。

二、肥胖如何诱发高血压

脂肪组织能储存能量，也能产生一些化学物质，包括瘦素、肾素、血管紧张素原、血管紧张素转换酶等。瘦素能调节食欲、新陈代谢和生育功能等，肾素、血管紧张素原、血管紧张素转换酶则是调节人体血压的化学物质。肥胖症与脂肪组织功能紊乱有关，功能紊乱的脂肪组织可导致上述化学物质的释放发生紊乱。研究表明，肥胖可能通过以下方式诱发高血压形成。首先，肥胖的人食欲更好，更容易过量进食食物，导致进食了过量的盐分而血压升高。其次，脂肪组织功能紊乱，通过改变人体对水分和盐分的调节功能，导致体内水分和盐分增加，血管内血液量的增加。最后，激活了交感神经系统，导致交感神经功能亢进，血管收缩，血压升高。

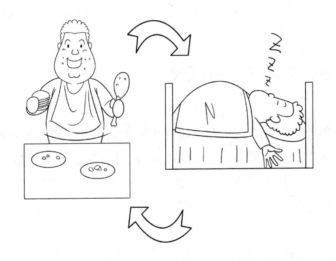

三、减到什么程度才算正常

肥胖的高血压患者应该将控制肥胖及调节相关代谢紊乱与

降低血压并重，并一定要坚持个体化治疗。关键是实现以下两大目标：

❶ 目标血压：<140/90 mmHg

鉴于肥胖的高血压患者常合并多重代谢紊乱，有较高心血管风险，血压达标十分重要。但>60岁的老年患者降压目标可放宽至150/90 mmHg。

❷ 目标体重

体重应在6个月内下降5%，严重肥胖者［体质指数>身高²（平方米）］减重应更严格，应使体质指数减至28以下。

四、如何改变生活方式

国外对生活方式干预的研究表明，随访2~3年，体重减轻1千克收缩压可降低1 mmHg，随着时间延长，体重减轻10千克，收缩压则可降低6 mmHg。依从性差是生活方式干预的主要局限所在，尽管如此，肥胖高血压患者实施持续的生活方式干预仍十分必要，一旦养成良好的生活方式将终身受益。具体措施包括医学营养治疗、运动治疗、认知行为干预、药物治疗以及手术治疗。医学营养治疗和运动治疗是最主要的生活干预方式。生活方式适度改变，使体重减少3%~5%即可明显改善糖脂代谢，体重下降越多，则血压改善越明显，体重下降5%可使收缩压和舒张压分别下降3 mmHg和2 mmHg。

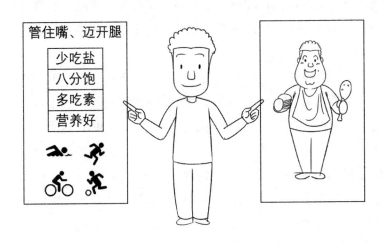

❶ 营养治疗

原则为控制热量摄入和平衡膳食。饮食应清淡少盐，减少进食加工食品和含糖饮料中额外的热量，避免暴饮暴食。在制订食谱时，应根据个体化原则，兼顾营养需求、身体活动水平、伴发疾病以及既往饮食习惯，由医师和营养师执行。此外，近年国内外人群和基础研究表明辣椒素有控制体重和血压、改善糖脂代谢及降低心血管病发病风险的作用，提示某些功能性膳食因子的作用值得探索。

❷ 运动治疗

包括有氧运动、抗阻运动和柔韧性训练。有氧运动可提高心肺耐力及功能，调节糖脂代谢，改善血管功能，减脂降压。抗阻运动可增加肌肉质量和力量，提高基础代谢率，培养不易发胖的体质，防止减肥后反弹。柔韧性训练可改善关节功能，防止运动损伤，缓解运动疲劳。单纯中等强度的有氧训练6~12个月只能减重1.6千克，结合其他干预方式则可加强减重效果。

具体运动处方为：中等或中低强度有氧运动每日30~60分钟，每周累计250~300分钟，或每周运动消耗热量≥8 360千焦（2 000千卡）。有氧运动以步行为主，根据个人情况可以选择快走、慢跑、游泳、健美操、跳舞、自行车等。运动时避免暴发用力和憋气。过度肥胖者应避免承重运动，可选择游泳、水中漫步、固定自行车、上肢运动等非承重运动。同时应增加日常活动量，减少久坐行为（如长时间看电视、使用计算机），每过1小时均应做简单运动。

一个典型的运动过程包括：5~10分钟的热身活动；30~60分钟的有氧运动，5分钟放松活动，逐渐减少用力，使心脑血管系统的反应和身体产热功能逐渐稳定下来。

五、选择药物或手术治疗

对于生活方式干预无效的肥胖的高血压患者，可考虑使用减肥药物。然而，多数减肥药物具有不同程度的不良反应，临床使用受限。一些可减轻体重的降糖药物，如二甲双胍、肠促胰素类药物[胰高血糖素样肽1（GLP-1）激动剂、二肽基肽酶-4（DPP-4）抑制剂]等近年来颇受关注。国内外的研究分析显示，二甲双胍在非糖尿病患者中具有减肥、改善代谢和降低血压的作用。对于生活方式干预和药物治疗均不理想的肥胖的高血压患者（体质指数≥30），手术治疗是获得长期减肥效果和改善高血压病情的重要手段。目前最常用的术式有腹腔镜 Roux-en-Y 胃旁路术和袖状胃切除术等。手术后高血压缓解及改善的比例可达 75% 左右。

再不运动和减肥，只能吃药和动刀！

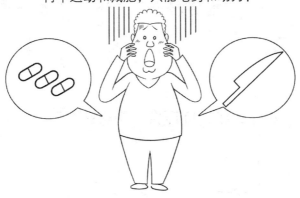

第8章

性别与高血压

—— "重男轻女"，还是"男女有别"

一、青年人中，血压会"重男轻女"

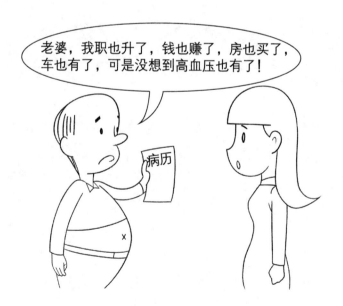

近年来，"男神、暖男、凤凰男、经济适用男"等新称号不断出现，其实意味着社会，尤其是女性对男性不断提出的新要求。网上流传着一个好男人标准：上得了厅堂，下得了厨房，买得起新房，养得起老婆，记得住爹娘，还得会讨好丈母娘。尽管是玩笑话，但不难看出男性被来自各方面的压力包围着。笔者的朋友郜先生，人到中年，45 岁，是单位中层骨干、业务熟练、工作勤奋，可是他发现单位中层干部一大半都有高血压，而且还都是男性。他不禁感叹：做男人不容易，血压跟职位同步上升。不知道亲爱的读者，您同意郜先生的观点吗？难道真的是男性更容易得高血压？这个问题其实不容易回答，因为在不同年龄段的男性和女性得高血压的几率是不一样的。但有一点可以肯定，中青年人群中男性较女性更容易得高血压。

自从人们关注高血压开始，人们就已经发现了男性和女性高血压患病情况的差异。目前国际上有些高血压研究学者普遍认为由于雌激素的保护作用，绝经期前，女性得高血压的可能性要低于男性。绝经期后，女性得高血压的可能性迅速增加，并在一定的年龄阶段超过男性。虽然 2000 年全球的成年男性高血压患病率略高于成年女性，但据预测从 2000 年到 2025 年，男性高血压患病率的增长幅度为 9%，而女性则为 13%，到 2025 年时，全球成年女性的高血压患病率将高于成年男性高血压患病率（女 29.5%，男 29.0%），而女性高血压患病率增长的幅度高于男性的一个重要原因是因为女性的寿命比男性长。简单地说，就是现在的中青年人群中男性更容易得高血压，但随着年龄的增长，女性过了更年期就更容易得高血压，而且等到老年阶段后，男性因为寿命比女性要短，所以导致在老年人中得高血压的人可能女性就占大多数了。

二、不同年龄导致血压"男女有别"

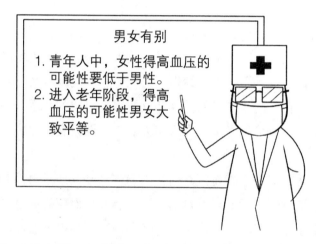

男女有别

1. 青年人中，女性得高血压的可能性要低于男性。
2. 进入老年阶段，得高血压的可能性男女大致平等。

在正常人群，年龄和血压水平间也存在较为明显的相关性，随着年龄的增加收缩压和舒张压都会增高，而且男性和女性存在不同的增长幅度，男性收缩压增长幅度是每年0.29~0.91 mmHg，女性收缩压增长幅度是每年0.6~1.31 mmHg。这个现象也导致了一个结果，那就是虽然年轻时女性平均收缩压低于男性，但是随着年龄的增长，在一定年龄阶段女性的收缩压将大于男性。中国2002年全国居民营养与健康状况调查显示从45岁开始女性高血压患病率就高于男性。中国台湾地区对4岁及4岁以上年龄的人群血压调查数据显示，65岁之前男性的收缩压高于女性，65 岁之后女性的收缩压高于男性，两性收缩压最大的差异在 13—44 岁年龄段。在印度某农村人群中，30 岁以后女性收缩压就有高于男性的趋势。在辽宁省农村人群中，从 55 岁开始女性的平均收缩压高于男性。

三、生活方式不同导致血压"男女有别"

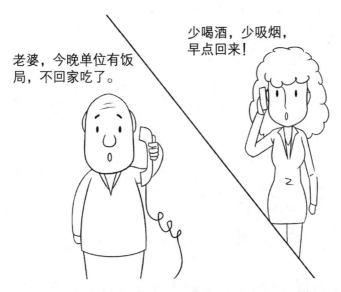

还有一些研究发现男性更容易得高血压的原因跟下列重要的影响血压的因素有关，比如：吸烟、饮酒，工作压力等。男性在目前的社会环境中承担了更多的社会工作，工作压力大，社交活动也多。举个典型的例子：经常在饭桌上谈工作做公关的以男性为多，而且大多体型偏胖，吸烟、喝酒更是不少。这些人来体检时，总能发现十有八九是高血压患者。很幸运的是，大部分的女性没有这样的交际需求，也就自然降低了得高血压的可能性。

　　讲了这么多，可以得出结论，那就是高血压并没有明显地更青睐男性或者女性，只是在不同的年龄段稍有区别。不过可以肯定的是，如果大家能养成良好的生活、作息习惯，心情放松，减少压力，避免吸烟、饮酒等不良嗜好，那就会大大减少得高血压的可能性。

第9章

盐与高血压

——重口爽一时，高压伴一生

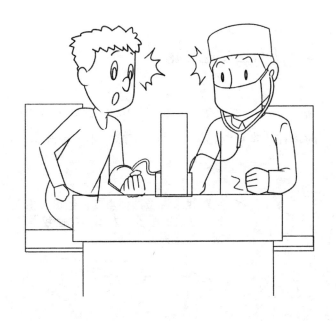

小王是个东北小伙子，就好猪肉炖粉条这一口，平时吃菜下饭都离不开重口味的酱菜，别人尝了都说咸的菜他却吃得津津有味，所以是个名副其实的"重口味"。以往公司组织一年

一度的健康体检时，总能听到医生告诫他要关注血压了，可是今年医生直接告诉他，"高血压"这顶帽子可以给他戴起来了。小王怎么也无法接受医生送给他的这顶"帽子"，在公司里数他长得人高马大，平时生龙活虎，从不生病，不仅从不抽烟喝酒，而且还爱好体育运动，怎么就要戴上"高血压"这顶帽子了呢？可是医生一句话点醒了他："盐虽然是烹饪必需的调味品，但是不能过量啊！"小王恍然大悟："看来吃盐太多也会得高血压。"其实，小王的情况并不是个例，他所患上的疾病有个专业术语，叫作"盐敏感性高血压"。

一、人为什么要吃盐呢

食盐，早在五千多年以前就成了人们日常生活中的调味品。李时珍在《本草纲目》中说："五味之中，惟此不可缺。"

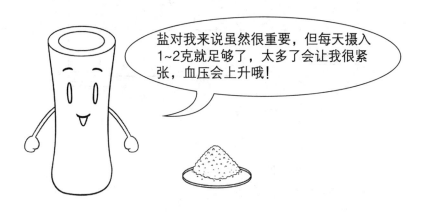

盐对我来说虽然很重要，但每天摄入1~2克就足够了，太多了会让我很紧张，血压会上升哦！

从生理学解释，因为食盐中含有钠、钾、镁、钙等多种人类生理必需的元素。心脏缺少了它，就会影响正常的跳动；胃少了它，会使胃酸减少而引起消化不良、食欲不振；长期不吃盐，人就会浑身无力，还会由于体内缺少钠离子而使电解质平衡失调，产生一系列组织器官的功能紊乱。所以说，食盐对人类无疑是一种必需品。

从进化角度解释，因为和动物相比，人类的汗腺是所有动物中最发达的，这让我们可以适应在东非烈日下长距离奔跑，但是也让我们流失了大量的电解质，这就需要补充大量的盐分。人类农业文明发展之前，以采集狩猎为生的人类的食物种类多样，动物制品、坚果、水果、谷物，不太需要另外单独补充盐分。人类进入农业社会以后，谷物在人类食物结构中占了很大比重，谷物可以提供人生存足够的能量，人口开始膨胀，但是谷物无法提供足够的电解质，所以人类开始大规模煮盐。

然而，人类对食盐的生理需要量很低，成人每日摄入1~2克食盐就足以满足一般人体的生理需要。世界卫生组织（WHO）建议健康人群平均每日摄入食盐量应控制在6克以下，美国建议轻中度高血压患者每日摄入食盐量应控制在4~6克。这个标准对我国高血压患者也是适宜的。

二、"盐敏感性高血压"就在你我身边

科学研究发现，高血压就是由多基因遗传和多个环境因素相互作用的结果，现已成为影响全球约33%成人的严重公共

卫生问题和沉重负担。其中作为高血压发病的主要外因之一，盐对于高血压的发病"功不可没"。进食食盐越多高血压发病率、平均血压水平越高。有科学家还提出血压升高跟摄入食盐的关系称为"血压盐敏感性"。高血压如果按照盐跟血压的关系可以分为盐敏感性高血压、盐不敏感性高血压和中间型。其中盐敏感性高血压是指摄入高盐饮食后导致血压明显升高，限制盐的摄入可使升高的血压下降的高血压类型。

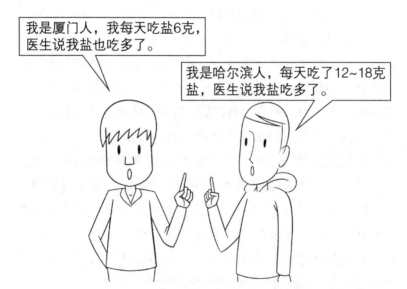

实验数据表明，每日摄入食盐不到 3 克的人群，高血压的发病率很低，而每日摄入 20 克以上的人群，高血压的发病率很高。对于每日摄入食盐量为 3~20 克的不同人群，虽然没有明确的证据表明，随着摄入盐的增加，血压会随之升高，但如果每日摄入食盐量大于 3 克，那么随着年龄的增长患高血压的风险将逐渐增加，摄入食盐越多这种现象就越明显。现代社会人们的平均摄入食盐量约为每日 10 克，在中国，北方人每日摄入 12~18 克盐，南方人每日摄入盐 6 克以上是很常见的现象。中国 60% 的高血压患者都属于"盐敏感性高血压"，即食用高盐后血压会随之增高，这已经大大超过肾脏排盐的正常能力范围，是造成我国一部分地区比如北方，高血压发病率明显增高的重要原因。

在人类进化过程中，尽管高盐饮食会引起血压升高，但是仍然有一部分人或人种不会出现盐敏感性高血压，即在进食高盐后不发生血压上升，表现为血压对盐的不敏感，提示盐对血压的影响存在个体差异性。目前已知诱发盐敏感性高血压的环境因素就是过度摄入食盐，而个体血压对盐敏感性则为遗传因素所决定。除了原发性高血压共同具有的特点以外，盐敏感性高血压的临床特点还包括摄入过量食盐后血压明显升高，限盐后血压降低，这已为动物实验和临床观察所证明。

三、如何少吃盐，吃对盐

盐敏感性高血压治疗的最佳办法就是限制摄入食盐的量，也是防治盐敏感性高血压的核心。对于盐敏感者，我们可通过限制摄入食盐量达到控制血压及减少降压药用量的效应，即便是血压正常者，由于普通膳食中的摄入的食盐量远远超出生理需要量，也应该适度减少盐的摄入量。中国人均摄入食盐量远高于其他国家，尤其在我国北方，每日可高达 14~26 克。如果人群收缩压下降 5 mmHg，即可使高血压的患病率下降 5%。

有研究表明，在年龄早期阶段对那些盐敏感者应适当增加钾和钙的摄入，钠和钾的排泄有相互促进作用，增加摄入富含钾离子的食物能促进食盐的排泄，反之亦然，将有利于延缓血压随年龄的增长而增高，降低人群的血压水平，从而达到预防高血压的作用。也有证据表明，饮食中增加摄入钙的量有助于降低血压水平。

> 是啊，我也多吃紫菜、海带、菠菜，每天喝牛奶，没吃降压药，血压也恢复正常了。

> 我现在不吃酱菜了，听医生的话多吃土豆、蘑菇、木耳，血压正常了，而且还不用吃降压药。

限盐是盐敏感性高血压防治的关键因素。但是，在实际生活中，从高盐饮食转为低盐饮食不仅表现在口味咸淡的变化，更重要的是人们根深蒂固的饮食文化和生活方式、习惯的改变。同时，虽然高钙盐有明显降压作用，但加入钙剂量过多或时间过长，可使尿路结石患病率增加。如果在食盐中添加钾，尽管可使高血压患者的血压下降，但钾是苦的，添加过多又会影响进食时的味觉。因此，研究开发出一种不影响味觉习惯，但又能减少食盐的摄入，补充钾、钙的复合离子盐可能成为新的高血压防治手段。在某些情况中，每日摄入食盐量减为 1.6 克的降压效果已经等同于单用一种降压药物的疗效。

因此，有意识地改变饮食习惯是很好的预防措施，例如尽量少吃腌制食品，同时将补钾列为重要的非药物干预措施。我们每日摄入钾的主要来源是新鲜瓜果和蔬菜，绿叶菜如菠菜、油菜等含钾较多的品种；豆类食物和甜薯、土豆含钾也很丰富；此外，蘑菇、紫菜、海带、木耳也多含钾；从保钾的角度最合理的烹饪方法是在烹调时减少加工程序，避免长时间煮沸和过度煎炸，不轻易丢弃溶有钾的菜汤。另外，增加进食富含钙的食物可增加尿中钠盐的排泄，在部分具有钙代谢异常的高血压患者中，补钙降压效果较好，而且在盐敏感者中，缺钙也是促成高血压的因素之一，故在限制高盐饮食的同时适当补钙还是可取和有益的，例如养成每日喝牛奶的习惯等。

事实证明，在日常生活中如果能改掉重口味的饮食习惯，不要吃太多的盐，是可以帮助防治高血压的。这么简单、免费并且有效的一个防治高血压的方法，相信您一定能做到！

第 10 章

隐性高血压

—— 可怕的"隐形杀手"

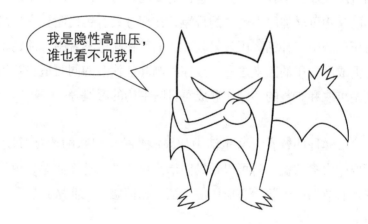

> 我是隐性高血压，谁也看不见我！

　　作为最常见的慢性病，高血压大家都很熟悉，它也是引起心脑血管疾病最主要的危险因素之一。但是还有一种"隐性高血压"常常被人们忽视，也被称为"面罩型高血压"，具有很大的迷惑性，每 10 个高血压患者中就有 1 个会被它困扰。"隐性高血压"与"白大衣性高血压"刚好相反，它"伤人于无形"，危害不容小觑。不仅对心血管系统产生不利影响，导致心脏结构改变、功能下降，还会加重全身动脉硬化甚至脑卒中，引起肾功能衰竭。但由于其发病的隐匿性，多数患者很少得到有效干预与治疗，所以医患双方对此都应高度警惕。

笔者身边就有一个例子。今年 45 岁的李先生是军人出身，转业后到一家机关事业单位做领导，仗着以前在军队练出的好身体，一口气爬 10 层楼都不带喘气，跟小年轻掰手腕也从来没输过，平时也就从来不参加体检。今年，拗不过家里人，就参加了单位组织的健康体检，结果状况堪忧。李先生听了体检医生的建议拿着全线"飘红"的体检报告去心内科就诊。医生告诉他，眼底动脉硬化了，颈动脉也硬化了，更糟的是怀疑患上冠心病了，必须好好查查。经过进一步检查发现，李先生确诊了高血压、冠心病。李先生感叹到，平时自己身体还挺好的，自己去单位医务室测量血压都是正常的，怎么现在医生却给自己下了高血压的结论呢？其实，这位李先生亟需补一节关于"隐性高血压"的课。

一、"无声杀手"从哪儿来

血压测量按不同环境分为诊室血压、动态血压（ABPM）及家庭自测血压（HBPM）。隐性高血压是指诊室血压 <140/90 mmHg、HBPM 或日间平均动态血压 ≥135/85 mmHg 的现象。也就是说，在诊室测量血压正常，而家庭自测血压或动态血压监测时血压升高。据中华医学会第 15 次全国心血管病学大会上的数据显示，我国当前整体人群的隐性高血压平均

患病率高达 16.8%，其中成年人占 19%，儿童占 7%。诸多证据显示，隐性高血压与心血管疾病密切相关。

引起隐性高血压的发病因素主要包括以下几个方面：

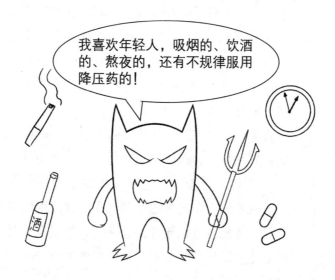

我喜欢年轻人，吸烟的、饮酒的、熬夜的，还有不规律服用降压药的！

❶ 年龄

许多研究表明，年轻人更易出现隐性高血压，隐性高血压随着年龄增长患病率会下降。据以往报道，隐性高血压患者男性为 39%，女性为 40.1%，而新近报道，男性比例高于女性。

❷ 生活方式

隐性高血压患者中，吸烟者的比例较正常血压者及持续性高血压者均高。可能与患者在诊室外测压前可吸烟、而在诊室内则不能吸烟有关。诊室外吸烟引起明显的血压升高反应，可持续延长至 30 秒；重度吸烟者，可使患者日间血压均值高于诊室血压。规律饮酒与隐性高血压相关。有学者指出，晚上饮酒与清晨高血压相关，提示饮酒可能是导致隐性高血压的危险因素之一。

❸ 行为因素

白天体力活动较多者，其日间血压通常更高。隐性高血压的发生与压力有关，压力可使日间血压升高。工作是影响受试者日间血压的唯一因素，提示工作压力是隐性高血压的病因之一。

❹ 降压药

研究表明，服用短效降压药常不能控制清晨血压，导致隐性高血压。此外，部分患者在家服用降压药的依从性差，仅在就诊前服药，也可导致诊室血压降低。

二、3 种方法迅速识别"隐形杀手"

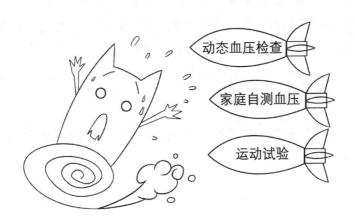

动态血压检查

家庭自测血压

运动试验

❶ 进行动态血压检查，分为白天与夜间两阶段，也有分为"觉醒"与"睡眠"两阶段的

国内推荐的正常参考值：24 小时均值<130/80 mmHg，白天均值<135/85 mmHg，夜间均值<125/75 mmHg。正常情况下夜间血压均值比白昼血压均值低 10%~15%。应根据 24 小时平均血压、白天血压、夜间血压做出诊断决策，现倾向于用 24 小时平均血压来诊断高血压。如诊室血压<140/90 mmHg，动态血压测量日间平均血压≥135/85 mmHg，可诊断为隐性高血压。

❷ 家庭自测血压，是诊断隐性高血压的另一种重要方法

有学者报道，家庭自测血压和动态血压检查对于隐性高血压的诊断没有明显差别。有人曾对上午（7:00—10:00）和晚上（18:00—21:00）家庭血压测量值分析后认为，家庭自测血压可以取代动态血压检查用于隐性高血压的诊断。有学者将上午血压及晚上血压作为诊断依据，发现服用降压药的患者中，隐性高血压的诊断率分别为 23.1% 和 14.7%，这个结果表明，做家庭自测血压时，如把晚上血压作为诊断依据，隐性高血压的诊断率常被低估。

❸ 运动试验，运动后血压明显升高可能提示隐性高血压

有研究表明，如果运动后血压明显升高的人，他的 24 小时血压也普遍升高，白天收缩压升高更明显。

三、如何消灭这个"隐形杀手"

敌人在暗，我在明！由于隐性高血压缺少特征性的临床表现，常常不能被识别。但隐性高血压并不少见，患者常因诊室血压正常未被诊断，未能接受合理的降压治疗，逐渐导致心血管疾病，最终导致患者的生活质量降低。因此，临床工作中要强调对高危人群的筛查，及早发现隐性高血压，以减少心血管事件。

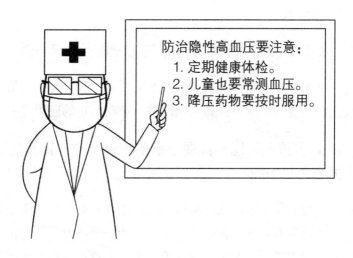

防治隐性高血压要注意：
1. 定期健康体检。
2. 儿童也要常测血压。
3. 降压药物要按时服用。

❶ 定期健康体检

注意规范测量血压，对于有心血管病危险因素的人群（男性、高血糖、脂代谢紊乱、肥胖、吸烟、心血管病家族史等）

给以重点关注，对于重点怀疑对象，及早做动态血压检查和家庭自测血压检查。医生应重视把动态血压、家测血压、诊室血压结果结合起来进行综合分析，以免漏诊隐性高血压患者。

❷ 前移预防和筛查的年龄段

重视非成人，特别是儿童高血压的防治。相当一部分成年人高血压是由儿童高血压发展而来。

❸ 由药物引起的高血压，停药后要坚持长期测量血压

药物引起的高血压，这部分人群在一定时间内通常处于隐性高血压阶段。

❹ 对多发心血管危险因素进行早期、全面干预

重视对心血管病多重危险因素的早期干预，包括生活方式改变，某些预防性药物如阿司匹林、调脂药物的应用等。

❺ 已诊断为隐性高血压病的患者，他们接受的治疗方式也不尽相同

有的清晨高血压跟睡前饮酒、服用短效降压药有关，这一类患者应戒酒并改用长效降压药。有的白天高血压跟吸烟、精神压力过大等因素相关，建议这一类患者进行戒烟、自我减压等治疗。有的夜间高血压跟多种因素有关，包括高盐饮食、肾功能不全、肥胖等，这一类患者应针对病因进行降压治疗，如限盐、减肥、治疗原发疾病等。

　　了解上述内容后，您应该对隐形高血压有所了解、有所防范了。这种高血压的类型绝对堪称是高血压家族中的高手，它对人体的破坏是悄悄的、不知不觉的，稍有不慎就被它得逞了，需及时发现、及时控制。

第11章

白大衣高血压

——一只虚张声势的狐狸

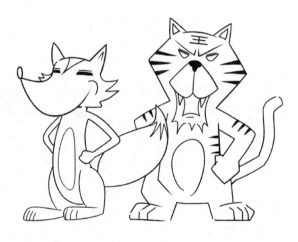

上一章节讲到"隐性高血压"，它"伤人于无形"，危害不容小觑。而与之相反，存在一种虚张声势、外强中干的高血压——"白大衣高血压"。"白大衣高血压"就像一只狐假虎威的老狐狸，借着老虎（高血压）在前面，欺骗别人。笔者从事健康体检工作十余年，临床工作中隔三岔五就会碰到这样的患者，他们害怕测量血压，并且血压的测量值总是达到高血压的诊断标准，他们坦言自己很紧张，但是自己在家里自测血压又总是正常的。其实，这就是"白大衣高血压"。在诊室内偶测血压值诊断为轻、中度高血压的患者中有 20%~30% 是白大衣高血压，在老年人中甚至可达到 40%。过去认为白大衣高血压是良性的，可以不治疗。但是，近年来随着人们对白大衣高血压研究的深入，许多学者对白大衣高血压的治疗提出了新的观点。

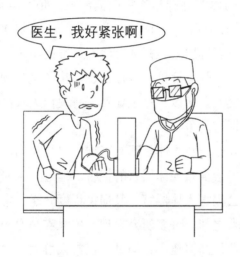

要讲明白白大衣高血压，还得先讲讲另一个医学名词"白大衣效应"。白大衣效应，是指患者在诊室内发生血压的暂时升高，高于诊室外血压的现象。必须指出，白大衣高血压在概念上不同于白大衣效应。白大衣高血压是一个质的概念，是指患者诊室内血压高于诊断标准而诊室外血压正常的情况，而白大衣效应则是一个量的概念，可以发生于白大衣高血压患者，也可以发生于正常人群和持续高血压患者。白大衣效应的大小通常用诊室内偶测血压与诊室外血压的差值来表示：医生诊室内偶测血压值减去 24 小时动态血压监测的白昼平均血压值。这是目前应用最广泛的方法。

白大衣高血压的诊断标准目前在学术界还存在争议。目前使用较为普遍的标准为诊室内偶测血压值>140/90 mmHg，而 24 小时动态血压检查的白昼平均血压<135/85 mmHg。近几年来，越来越多的学者对此标准提出了进一步严格化的建议，提出最理想的诊断标准是诊室内偶测血压值>140/90 mmHg，而 24 小时动态血压检查的白昼平均血压<130/80 mmHg。除此之外还有学者提出其他标准。诊断标准的不统一，影响了对白大衣高血压的临床评价与治疗，也影响了这一领域的研究工作以及成果交流。所以，这也导致了有关白大衣高血压对人体健康是否有损害的争议。

白大衣高血压对人体是否有影响？以往认为白大衣高血压是良性的，不会加重人体器官的损害。但近年来研究发现，白大衣高血压会损害人体器官，其损害程度介于正常人群和持续性高血压患者之间。许多研究发现，白大衣高血压对人体器官的损害比持续性高血压小，但是比正常人群大，尤其当白大衣高血压与其他危险因素并存时，白大衣高血压患者发生心血管事件的几率和死亡率就明显高于正常人群。一项 21 年的跟踪随访研究也支持这一观点。大部分学者认为白大衣高血压与动脉硬化有关，有的人不伴有血糖、血脂异常，即使他们被诊断了白大衣高血压也不会增加动脉硬化的危险，但是如果有的人不仅有血糖、血脂的异常增高，而且也被诊断了白大衣高血压，那么他们得动脉硬化的可能性就增加了。白大衣高血压还会损害人体肾脏的功能，最终引起肾功能异常。平时体检的时候千万记得加做一个项目"尿微量白蛋白"，如果偏高了，就要怀疑白大衣高血压已经对肾脏下了"毒手"了，尽早向医生求助。

白大衣高血压该怎么治疗呢？由于对白大衣高血压的认识还没有定论，因此白大衣高血压是否需要治疗一直有争议。然而，近几年来，越来越多的学者认为白大衣高血压对人体器官是有不良影响的，所以主张给予治疗，可以服用常规的降血压药物。但是也有部分学者认为单纯的白大衣高血压患者不需要药物治疗，可以对患者进行生活方式的干预，包括限制盐的摄入、减肥、体育锻炼、戒烟、心理治疗及纠正血糖、血脂的异常，并且采用动态血压检查进行半年一次或一年一次的跟踪随访就可以了。对于合并有其他危险因素的白大衣高血压患者，则应该对合并的危险因素进行相应的治疗。比如高脂血症、高尿酸血症和糖尿病等。

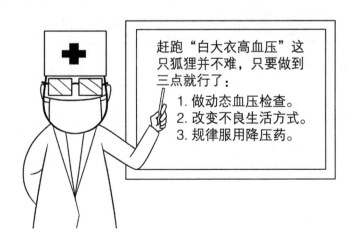

赶跑"白大衣高血压"这只狐狸并不难，只要做到三点就行了：

1. 做动态血压检查。
2. 改变不良生活方式。
3. 规律服用降压药。

　　聪明的读者您还会单纯地认为是"紧张"引起了有些人在医生诊室测量血压偏高吗？当然不会了，"白大衣高血压"可没那么简单。虽然现在的医学界对它的认识和重视程度还没有很高，但是，相信随着医学的进步，对"白大衣高血压"的了解会更深入，也会发现更合理的防治手段。

第 12 章

高血压前期

——不可忽视的关键时刻

任何事物的变化过程都是由量变到质变。这个哲学原理也适用于高血压的得病过程。在高血压得病之前有一个阶段称为"高血压前期"，我们可以认为这个阶段是正常血压向高血压变化的一个量变的过程。临床上高血压大多表现为病程很长的慢性病，都有一个从正常血压演变为高血压的过程，理论上每一个高血压患者都有一个时间不短的高血压前期。

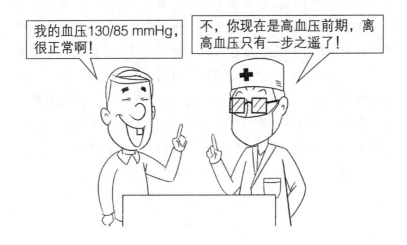

我的血压130/85 mmHg，很正常啊！

不，你现在是高血压前期，离高血压只有一步之遥了！

早在 1939 年，有学者根据人寿保险体检记录发现高值血压与日后高血压的发病率、病死率呈正相关，就提出了"高血压前期（pre-hypertension）"一词。2003 年美国高血压预防、诊断、评价和治疗联合委员会第 7 次报告（JNC-7）明确提出了高血压前期的概念，指未使用降血压药物、2 次或者 2 次以上不同时间测得的收缩压在 120~139 mmHg 和（或）舒张压在 80~89 mmHg。高血压前期极易进展为临床高血压，增加心血管疾病发病风险。

我国在 2010 年重新修订中国高血压防治指南时，仍将血压分为正常血压、正常高值和高血压三类，其中"正常高值"即等同于 JNC-7 提出的高血压前期。2009 年美国高血压协会（ASH）提出了高血压的新概念：高血压是一个由多种病因引起的不断进展的疾病，可导致心脏和血管功能与结构改变，不仅仅是血压水平超过某特定阈值，而是一个能导致心血管系统结构和功能改变的综合征。

笔者在常年的健康管理工作中有幸也观察到了高血压前期这一现象。由于各企事业单位员工每年都会定期来笔者所在单位做健康体检，因此能动态地观察到各企事业单位同一个群体里每个人的血压的变化。经过整理数据，笔者发现很多早期没有高血压病的人群在患上高血压病之前确实有一个血压慢慢升高的阶段。所以在此建议各位读者平时要注意观察和记录好自己的血压测量值，这是最好的原始数据，一旦发现有升高的趋势，就要及时向医生反馈，防患于未然。

一、导致高血压前期的因素有哪些

目前已有的研究结果认为容易导致高血压前期的因素有：男性、年龄增长、高盐饮食、肥胖、脂代谢异常、胰岛素抵抗、炎症等。

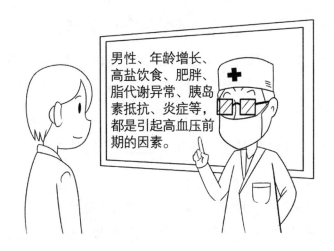

❶ 性别是影响血压发生的一个重要因素

高血压前期人群中男性多于女性，而且随着年龄的增长发展为高血压的可能性越大。

❷ 盐和血压关系密切

高盐饮食可能会使血压升高。

❸ 体重增加助推血压升高

体重越重处于高血压前期的可能性越高。

❹ 高胆固醇血症对高血压的发展起重要作用

高血压前期人群与正常血压人群相比总胆固醇、低密度脂蛋白胆固醇和三酰甘油均升高。

❺ 有研究发现高血压前期人群存在胰岛素抵抗

所谓胰岛素抵抗，就是可以理解为血糖有升高的趋势，甚至是患有糖尿病。这样的人群就更容易得高血压前期，甚至发展为高血压。

❻ 炎症也会促进人体进入高血压前期状态

发现炎症的一个很好的化学指标就是血清超敏 C 反应蛋白（hs-CRP），如果平时检查身体发现有这个指标偏高也要注意它是可能反映出血压出现了升高的趋势。另外，我国有学者发现随着血清尿酸水平的增高，高血压前期的发病可能性也是增加的。

高血压前期应该要引起足够的重视，因为高血压前期对人体有很多的危害，而不仅仅是血压升高前的一个状态。高血压前期人群常常出现血管、肾脏、脑等器官损害。高血压前期人群眼底小动脉、颈动脉、心脏的冠状动脉都容易发生硬化、狭窄。尿微量白蛋白检查可作为肾脏损伤的早期敏感指标。高血压前期人群比正常血压人群尿微量白蛋白偏高。

血压水平与脑卒中发生是相关的，血压水平越高，脑卒中发病的危险越高。

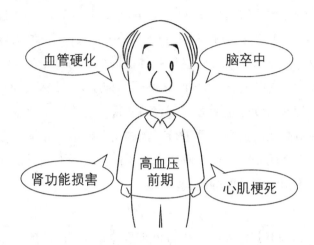

有研究显示：与血压<120/80 mmHg 的人群相比，高血压前期人群得脑血管疾病的可能性明显增加，并且血压越高得脑血管疾病的可能性越大。之后有研究进一步指出血压从115/75 mmHg 起，每增加 20/10 mmHg 发生脑卒中、心肌梗死等心脑血管病的可能性就增加 1 倍。

二、处于高血压前期该怎样治疗

对于高血压前期人群的治疗，目前推荐改善生活方式来预防心血管疾病，但是对于同时得了糖尿病、肾脏疾病的患者，或者单纯依靠生活方式不能把血压控制在 130/80 mmHg 以下的，就要考虑直接应用药物治疗了。事实上，改变生活方式

（包括合理饮食、减轻体重、适当锻炼）不仅可良好控制血压，而且可减少发生其他慢性疾病的可能性。非药物治疗包括：减少食盐摄入量（每日少于6克），并增加进食含钾丰富的食物；减轻体重，体重指数控制在18.5~23.9；戒烟、限制饮酒（每日酒精摄入量低于25克）；坚持体能锻炼（每日至少30分钟、每周至少1次以上有氧锻炼）；减轻精神压力，保持心理平衡。尽管行为和饮食等生活方式不容易坚持，但改变生活方式仍然是目前对高血压前期人群进行干预的主要措施。如果实在不能坚持，那么药物治疗可以解决高血压前期人群不能长期坚持生活方式干预疾病发展的问题。

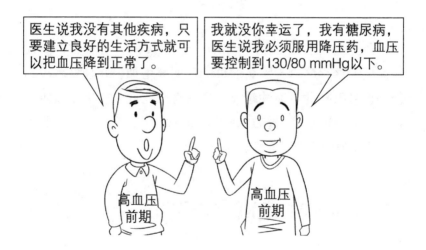

血压增高是一个渐进的过程，符合事物发展的规律，它本质上是高血压的一个标志，而不是高血压的病因。如果读者是一位没有完整医学背景知识的人，那么建议您牢牢记住一个原则就行了：平时注意观察自己的血压，发现有血压升高迹象

立即做好记录，连续观察，然后把记录结果拿给专业的医生参考。只要观察仔细、记录完整，高血压不仅很容易识别，而且能做到防微杜渐。

第13章

体位性高血压

——体位变动，血压变动

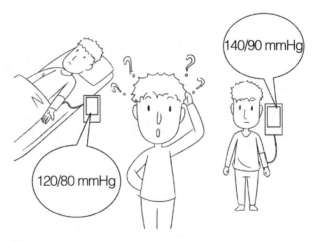

笔者有一次门诊接诊两位患者，一位说他坐着测的血压值比躺着测的血压值低，另一位说他坐着测的血压值比躺着测的血压值高，两人都困惑不已。其实，两人述说的现象是客观存在的，但是如果因为体位的不同测量出的血压数值差距太大，超过一定的范围，那么在医学上就称之为体位性的血压调节异常。随着对高血压的研究深入，体位性的血压调节异常越来越受到重视，临床上最常见的体位性血压失调为"体位性低血压"。因为体位性低血压最大的危害是脑供血不足，严重的结果是导致头晕、跌倒，甚至危及生命，所以目前已经引起了医学界极大的重视。但是相反，"体位性高血压"是指体位由卧位转为直立位时血压上升，目前还是一个被忽视的临床现象。

　　到底怎样才能称为体位性高血压？对体位性高血压的定义，现在国际上普遍接受的是：站立后收缩压升高至少20 mmHg。因为这个诊断标准参照了体位性低血压的定义（站立后收缩压至少下降20 mmHg），所以体位性高血压这个定义被普遍接受。

　　在老年人群体里，体位性高血压与体位性低血压发生的比例其实是很高的，据统计大概分别为11%和9.5%。另外，在糖尿病患者中体位性高血压的发生比例为12.6%。因此，对于有糖尿病的患者、老年人而言，更应该关注是否已经有体位性高血压存在了，及早发现，及早防治。

　　体位性高血压是怎么形成的？长期以来，人们一致认为，健康人的血压会出现轻微的波动，并受到很多因素的影响，其中最容易观察到的就是体位变动对血压的影响。体位变动对血压的影响，主要是因为体位改变导致血液在血管里的分布发生变化引起的。血液是会受重力作用向下流动和聚集的，当人体平躺时，身体重心下降，全身血管里血液分布相对均匀，可是当人体直立时，身体重心上升，血液相对会在下半身分布和聚集得较多，这样就导致了测量上臂血压会偏低一些。正常情况下，人体对血压是有一套调节系统的，身体会做出反应，使得人体由平躺转为直立体位时血压向升高的方向调节一定幅度。但是，如果这种调节反应过度了，就出现了现在讨论的"体位性高血压"。研究显示，这种调节反应过度的发生比例为 8.7%~16.3%，看起来也不在少数。在此，做一个不恰当的类比，就好像法律上的一个名词"防卫过当"，正当防卫是为了保护自己，但是这种防卫的行动一旦过了度可能就是不正当的、有害的了。不过，法律上的"防卫过当"指行为损害了他人，而血压调节"防卫过当"损害的则是人体自身。

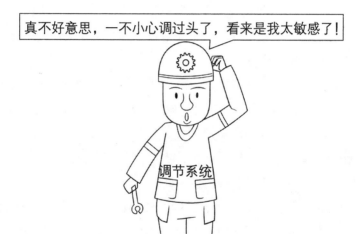

体位性高血压对人体有哪些损害？有研究报道，体位性高血压对人体产生的危害主要有：脑卒中、动脉硬化。通俗地讲，体位性高血压主要会引起两类疾病：一种是脑卒中，后果就是患者可能会瘫痪、无法说话、无法认人、生活不能自理，严重的直接危及生命；另一种就是人体的动脉血管狭窄、堵塞，后果就是全身重要器官供血不足，引起各种功能的异常，严重的会影响生活质量。以上两种疾病都是慢性病，都会耗费大量的医疗费用，对患者个人和国家都是很大的经济负担。

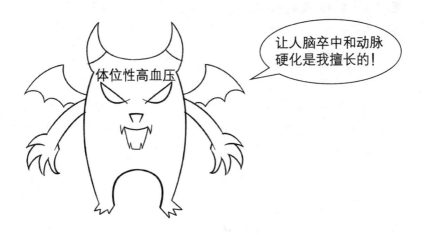

体位性高血压有哪些药物可以治疗？有研究发现，患者使用 α 受体阻滞剂后，体位性的血压升高明显消失；患者使用 β 受体阻滞剂后，在不同的时间段，体位性的血压会有不同的变化。以上两类药物主要包括：多沙唑嗪（可多华）、美托洛尔（倍他乐克）等常用药物。如果您是老年男性，可能会了解这两种药物，可多华同时也用于治疗前列腺增生，倍他乐克

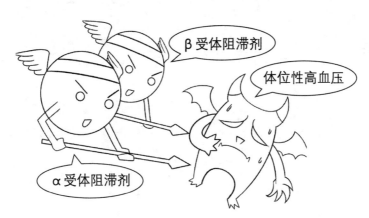

也用于降低心率和普通心血管疾病的治疗，所以在老年病、慢性病的用药方案里很常见。

　　细心的读者，您不妨在以后的体检时也尝试不同的身体姿势测一测血压。对于体位性高血压，虽然医学界还是认为它是高血压特殊类型中鲜为人知的领域，还需要大量的基础研究和临床观察，对于治疗也没有很权威的意见，但是如果能及早发现体位性高血压并且做好预防工作，不是更好吗？

第 14 章

清晨高血压

——"清晨"原来很危险

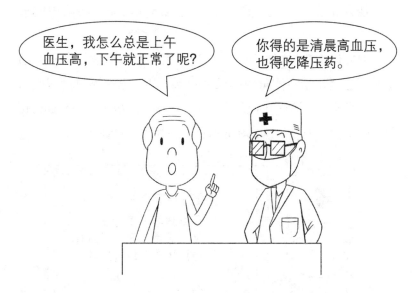

> 医生，我怎么总是上午血压高，下午就正常了呢?

> 你得的是清晨高血压，也得吃降压药。

众所周知，脑卒中、心肌梗死等这些可怕的心脑血管疾病的罪魁祸首是高血压。我国每 5 个成年人中就有 1 人患有心脑血管疾病，并且我国脑卒中的几率明显增高，是心肌梗死的 5 倍。但是大家所不知道的是，这些疾病往往都是发生在清晨。

其实有一种高血压的类型叫作"清晨高血压"，它的危害很大，是导致上述心脑血管疾病的主要原因。

正常情况下，人体的血压在 24 小时之内是不断地呈现有节律的变化的，通常是在夜间血压下降，清晨醒后血压升高，而且清醒时的收缩压和舒张压通常会比睡眠时高 10%~20%，清晨醒后血压急剧上升的现象称为血压晨峰现象。但是大部分高血压患者清晨时段的血压上升幅度明显高于正常人，这种高血压现象称为"清晨高血压"，它对人体更有害，也是导致清晨发生脑卒中和心肌梗死的主要原因。2010 年《中国高血压防治指南》就强调了清晨高血压在高血压防治中的重要性。

怎样识别清晨高血压？可以通过家庭血压测量、24 小时动态血压监测、诊室测量的结果来判断。如果家庭测量血压或动态血压监测显示清晨时段（6:00—10:00）血压≥135/85 mmHg 和（或）诊室血压≥140/90 mmHg，即为清晨高血压。

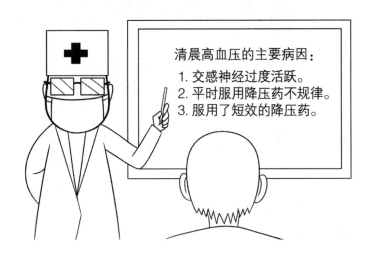

清晨高血压的主要病因：
1. 交感神经过度活跃。
2. 平时服用降压药不规律。
3. 服用了短效的降压药。

　　清晨高血压的形成原因有哪些？① 交感神经系统激活：清晨前后交感神经系统活性迅速增强，起床后血液中调节血压升高的化学物质均进一步明显升高，使得外周血管阻力增加、心率加快，导致清晨血压明显增高。通俗地讲，清晨本该万物复苏，人体自身节律也是如此，但是由于个体原因，身体内部调节的功能出现了故障，会让这种唤醒身体进入朝气蓬勃状态的调节过度，反应在血压上就形成了清晨血压晨峰过高；② 高血压患者服药不规律：有些高血压患者对自身病情认识和重视程度不够，服降压药很随意，不规律服药或漏服降压药的情况时有发生，这就导致了血压控制不理想，清晨高血压现象也很突出；③ 服用非长效制剂：在以往医疗条件落后的时代，降压药物都是短效制剂，每一次服药只能降低 3~4 小时的血压。目前制药工艺的改进，使得有些降压药物在体内能缓慢释放有效化学物质，一次服药能降低血压 12~24 小时。如果平时仍旧服用短效制剂，就不可能有效控制清晨高血压；④ 其他因素：清晨剧烈活动、吸烟酗酒、睡眠质量、性别、年龄、季节（特别是冬季）等，在清晨高血压的形成过程中都起着重要作用。

　　清晨高血压该怎么防治？有研究显示，约40%的心肌梗死、29%的心脏性猝死发生在清晨。清晨血压升高可以导致脑卒中风险的增加，是其他时段的 3~4 倍。清晨高血压也可能与慢性肾脏病患者肾功能恶化有关。既然清晨高血压对人体器官损害影响巨大，那就该认真、大力防治。《清晨血压临床管理的中国专家指导建议》中提到建立以患者为核心，医生、护士、社区、患者家属等共同参与的全方位、社会化的血压管理模式，重视清晨血压的控制和管理，合理规范地使用降压药、个

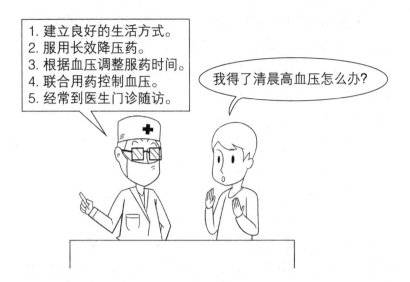

1. 建立良好的生活方式。
2. 服用长效降压药。
3. 根据血压调整服药时间。
4. 联合用药控制血压。
5. 经常到医生门诊随访。

我得了清晨高血压怎么办?

体化选择的治疗策略是有效管理清晨高血压的关键。① 生活方式干预:戒烟限酒,低盐饮食,避免情绪波动,保持夜间良好睡眠,晨起后继续卧床片刻、起床动作放缓,起床后避免剧烈活动等;② 服用长效降压药物:每日服药 1 次的长效降压药,可以避免因不能按时服药或漏服药导致的清晨高血压;简便的服药方法可以提高患者治疗的依从性;长效降压药的使用减少了血压的大幅波动,增加患者治疗的信心;③ 调整服药时间:根据自身血压波动情况,适当调整服用降压药物的时间。没有千篇一律的服药时间和方案,一切都要根据自身情况,因人而异。在一项"药物不同时间治疗对纠正血压异常节律及靶器官保护的研究"中显示,晚上服用长效钙拮抗剂更能改善清晨高血压的血压情况。在《降压药物临床应用中国专家建议书》中同样提出夜间服药有利于对血压晨峰的控制;④ 联合用药或复方制剂的使用:联合用药不仅有利于血压达标，同时可以有效控制晨峰血压；⑤ 监测血压和患者教育、管理：推广和应用家庭血压监测是管理清晨高血压的一个简便易行的好方法，对于高血压患者了解血压控制水平、指导高血压用药有很重要的指导意义。同时患者主动接受高血压知识的教育、坚持合理用药、听从医生的建议也是管理清晨高血压的重要环节。

防治高血压，任重道远，防治清晨高血压，更是任重道远。能把清晨高血压防治工作做好，就解决了高血压防治工作的大难题了，避免了很多临床上的急症和重症的发生，如脑卒中、心肌梗死等。希望读者朋友们也能一起努力加入到防治清晨高血压的队伍中来，加油！

第15章

夜间高血压

——"高血压"晚上"不睡觉"

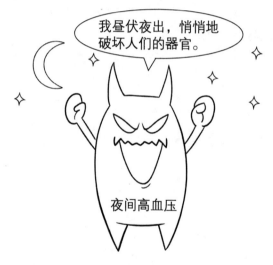

读者您可能会问，有"清晨高血压"存在，那么会不会有"夜间高血压"存在呢？被您猜中了，还真有。笔者有一位老朋友也是高血压患者，50多岁，平时就诊随访血压控制得一向很好，但是去年做了全面的体检，发现身体情况不容乐观，但凡高血压病能引起的并发症，在他身上基本都不同程度地发生了：眼底动脉硬化、颈动脉硬化、心脏肥厚。这位朋友也是丈二和尚摸不着头脑，不明白平时血压控制得很好，为什么会是这样的结果。笔者建议他做了动态血压监测后发现，他的夜间血压都是高于正常值的，也就是说他在过去的几年里只有一半的时间内血压控制到正常值，另一半时间内血压控制得不理想，这样总算弄明白了事情的真相。这个病例也给笔者上了一课，从此明白了夜间高血压危害很大，它是高血压家族里的又一位"隐形杀手"。

近年来的医学研究显示，夜间高血压是原发性高血压和继发性高血压的常见现象。长期没有控制好的夜间高血压患者，容易最终形成心肌梗死、心功能衰竭、脑卒中、慢性肾脏疾病等疾病。最后的结果是不仅患者的生活质量大大降低，而且还要负担一大笔长期治疗的医疗费用，可以说这对患者是双重打击。

夜间高血压的定义是什么？国际上认可的夜间高血压定义是指夜间平均血压＞120/75 mmHg。夜间血压可以通过动态血压监测来观察到。

夜间高血压的形成原因有哪些？笔者查阅相关资料后总结了夜间高血压形成的原因，大概可以归结为以下 3 类：① 不良生活方式，比如睡眠昼夜节律颠倒、长期上夜班、熬夜等；② 身体神经调节功能异常，由于个人身体原因，引起调节血压的神经功能异常，夜间血压仍然维持在较高水平；③ 其他疾病，比如慢性肾病。慢性肾病常引起人体血管内血液量过多，尤其是在夜间更容易引起血容量超负荷，而血容量增加是引起血压升高的一个原因。睡眠呼吸暂停综合征（俗称鼾症）：

由于这类患者在睡眠时呼吸道阻塞，引起脑缺氧，而人体的自身调节反应就是升高血压用来保证脑供血增加，因此就引起了夜间高血压。

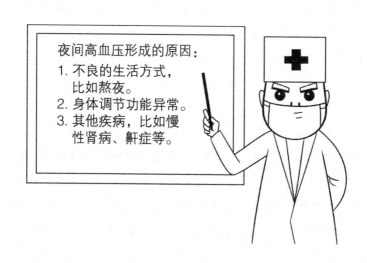

夜间高血压形成的原因：
1. 不良的生活方式，比如熬夜。
2. 身体调节功能异常。
3. 其他疾病，比如慢性肾病、鼾症等。

夜间高血压怎么防治？夜间高血压是高血压的一种，对于它的防治除了防治高血压的一般措施外还应该注意以下几点：① 生活方式干预，避免长期上夜班、倒班，不要过多参加夜生活，不要熬夜，尽量保持正常的作息规律，特别是不要在夜间加班熬夜时养成吸烟的习惯；② 重视身体神经调节功能异常或有严重仰卧高血压、体位性低血压患者，强调睡眠姿势很重要，睡眠时头部抬高倾斜有助于降低仰卧位血压；③ 重视已有慢性疾病的治疗，如慢性肾病要确保血管内血容量不要超负荷。鼾症：夜间佩戴呼吸机入睡，改善脑供氧；手术治疗鼾症；④ 药物治疗，常规用于治疗高血压的药物都可以选择。但是有研究显示，血管紧张素转换酶抑制剂、血管紧张素受体拮抗剂这两类药物在降低夜间血压的效果上相对更稳定、有效，常见的药物如培哚普利、依那普利、氯沙坦、缬沙坦、厄贝沙坦等。另外，最好选择长效制剂，而且服药时间应该在睡觉之前，这样做的好处是能让药物在夜间缓慢释放到人体内，更稳定、更有效地控制夜间血压处于正常范围。

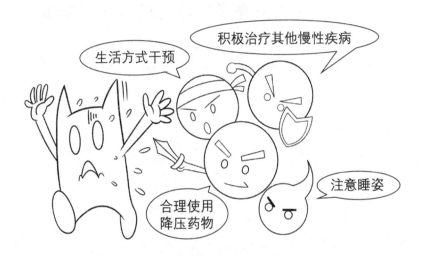

介绍了这么多，读者您可能已经发现了，对于夜间高血压虽然防治手段并不复杂，但是最大的问题是它不容易被引起重视，不容易被发现。在此，笔者还是建议每一位读者，如果自己或者身边的朋友已经有了高血压病，不妨到医院检查一次动态血压监测，检查结果不仅能判断是不是被夜间高血压盯上了，而且还能了解全天血压的控制是不是理想。

第16章

单纯收缩期高血压

——一条并不单纯的血压"瀑布"

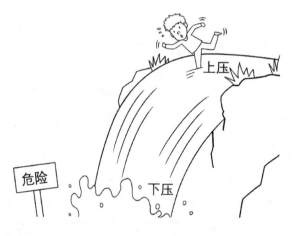

众所周知，高血压是危害健康的十大"杀手"之一。然而有这样一种高血压，他们的上压（收缩压）明显升高，下压（舒张压）正常甚至偏低，上下压之间差距很大，就像一条巨大的血压"瀑布"，横亘在血管之中，医学上称为单纯收缩期高血压。常常会听周边人说，收缩压高点没关系！尤其是老年人，认为收缩压高是自然现象，十个人有八个人都高，没啥大问题。难道真是这样吗？其实不然，这条看似正常的血压"瀑布"并不单纯，极具危险性。

意大利米兰大学学者研究发现，这条危险的血压"瀑布"专门盯着老年人，而且随着年龄的增长，患上这类高血压的人会越来越多，其中 60 岁以上的老年人患上收缩期高血压的比例达 25%，也就是说每 4 个老年人就有 1 个被这条危险的血压"瀑布"盯上了。根据大规模的流行病学调查发现，单纯收缩期高血压是影响心血管疾病发病率和死亡率的主要危险因素之一。特别是在 60 岁以上的老年高血压人群中，有 2/3 的人是单纯收缩期高血压，女性比男性更容易患上此类疾病，而且上下压之间的差距越大（血压"瀑布"越高），心脏血管并发症就越多，死亡率就越高，越容易发生脑卒中。因此，这条危险的血压瀑布离您并不遥远，若是漠不关心、无视它的存在，一不当心就会从悬崖滑入深潭。

一、这条危险的血压"瀑布"离您有多远

收缩期高血压又称动脉硬化性高血压，20 世纪 90 年代前后，大量研究资料证实，老年人单纯收缩期高血压不是高龄者的生理状态，而是引发心脑血管事件的危险状态。什么情况下才会被确定为是单纯收缩期高血压呢？诊断标准如下：① 收缩压≥140 mmHg 且舒张压<90 mmHg；② 上压（收缩压）增高、下压（舒张压）正常或下降、两者之间的差距增加；③ 除外肾上腺皮质功能不全、甲状腺功能亢进症、严重贫血、

动静脉瘘等疾病。血液在血管内流动时，对血管壁造成的侧压力叫血压，如果这个压力过大，那就是高血压了。

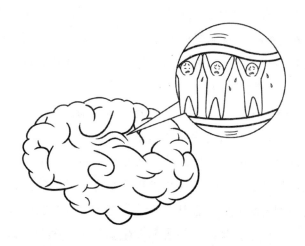

二、这条血压"瀑布"是剪出来的

俗话说"罗马不是一天建成的"，刚开始我们的血压就像一条湍急的小溪，虽然上下游之间有落差，但差距不大。然而由于地壳的运动，上游的地势被不断抬高，下游却变得越来越低，随着时间的积累这条并不单纯的血压"瀑布"也就逐渐显现了。归根结底，老年人血压"瀑布"出现的最常见原因是体内的地壳运动——大动脉弹性和顺应性降低。

人体内血管主要是由平滑肌组成的，血管平滑肌中有胶原纤维和弹性纤维，随着年龄的增长，胶原纤维增生、越来越多，弹性纤维却越来越少甚至出现断裂和失用。打个比方，原本体内的血管是一根弹性丰富"橡胶管"，而随着时间的推移逐渐变成了"PVC管"。当心脏收缩时，大量的血液冲进没有弹力的"PVC管"内，因为缺少缓冲，势必会对血管壁产生强大的压力。这时的收缩压就会很高。同样，因为弹性（顺应性）下降，血管在舒张期不能存留较多的血液，就像潮水退潮一样，舒张压也会下降。因此表现为收缩压很高，但是舒张压却在正常范围内或明显降低。所以人体内的地壳运动就像一把大剪刀，活生生就剪出来上下压两个极端，一条危险的"大瀑布"也就出现了。可以想象这个被"剪切"的血管壁受到多大的伤害。

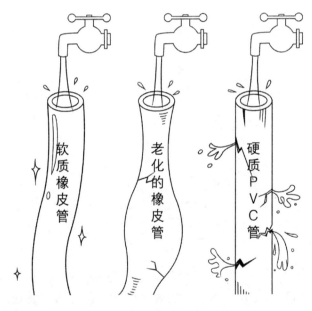

收缩期高血压的产生还存在其病理生理因素。交感神经反应性增强和肾素——血管紧张素系统激活，尤其是心肾血管局部肾素-血管紧张素系统激活，对单纯收缩期高血压的形成机制产生重要影响。血管紧张素会介导一系列病理生理效应，如血管收缩、血管内皮功能障碍、平滑肌细胞增殖、血管壁纤维增生，促进血管弹性功能减退。大动脉弹性减退和全身性动脉硬化导致的总外周阻力上升、神经内分泌调节异常和肾脏水钠平衡调节障碍引起的容量负荷增高并促使外周动脉血管阻力进一步增大。

三、这条血压"瀑布"有点咸

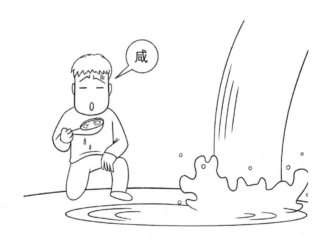

　　2016 年 2 月 16 日，国家食品安全风险评估中心在《美国医学会期刊》（JAMA）上发表了中国人盐摄入量的最新评估数据。该研究统计了 2009—2012 年中国 20 个省市的食盐摄入量及钠摄入总量，结果显示，20 个被调查的省中，平均一个"标准人"一天的盐摄入量为 9.1 克，实验室检测得出的钠摄入量是 5.4 克，这个数字明显高于目前的推荐限量（每日盐

摄入量 5 克，每日钠摄入量 2 克）。经研究发现，单纯收缩期高血压多为容量性高血压，即盐敏感性高血压，也就是说此类高血压的发病与食盐摄入过多有密切关系。严格限制食盐后，血压会随之下降。中国人群中盐敏感者占 15%~42%，在已确诊高血压患者中则高达 60%。中国北方多见，患病率随年龄增长而增加、老年人更易患病且病情逐渐加重，易引起左室肥厚、心衰、脑卒中、肾功能不全等。多有交感神经系统兴奋性增加，常并发糖尿病与血脂异常等代谢性疾病，最终促发动脉粥样硬化和冠心病。

四、如何对付收缩期高血压

❶ 治疗目标

针对收缩期高血压患者，我国 2010 年版《高血压防治

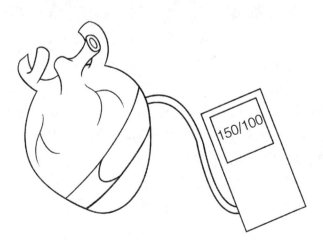

指南》建议：老年高血压患者降低目标值为<150/90 mmHg，如能耐受则可降至 140/90 mmHg；≥80 岁高龄老年人降压目标值为<150/90 mmHg；当舒张压<60 mmHg，如收缩压<150 mmHg 时则暂时可不用药，先观察；如收缩压在 150~179 mmHg 时，应慎用小剂量降压药；如收缩压≥180 mmHg 时，则用小剂量降压药，密切观察病情。

其实，收缩期高血压的治疗目标就是控制收缩压的同时注意保持舒张压水平，减少上下压之间的差距。需要特别注意的是，针对有以下其他疾病的，在治疗过程中应该尽量谨慎，不应过快、过度降压。如，双侧颈动脉狭窄≥70%（通过颈血管超声可以发现）或者脑缺血症状者（突然眩晕、嘴歪、流涎，说话困难，吐字不清，语不达意，吞咽困难，一侧肢体活动不灵，走路不稳或突然跌跤，整天昏昏沉沉的欲睡等）。

❷ 药物选择

针对收缩期高血压的治疗，合理的联合方式是治疗成功的关键，以下药物疗效确切：钙离子拮抗剂（××地平）在老年人群中应用广泛，长效制剂可提高依从性；血管紧张素转化酶抑制剂（××普利）及血管紧张素Ⅱ受体拮抗剂（××沙坦）与钙离子拮抗剂（××地平）或利尿剂（氢氯噻嗪）联用可提高疗效，并且有独立于降压外的获益、低血压发生少；β受体阻滞剂（××洛尔）不作为单药治疗首选，并且在治疗时要考虑耐受性和安全性。2013 年欧洲心脏学会及欧洲高血压学会提出的高血压防治指南推荐收缩期高血压治疗的首选联合方案：① 氢氯噻嗪联合钙

离子拮抗剂 / 血管紧张素受体阻滞剂 / 血管紧张素转化酶抑制剂；② 血管紧张素转化酶抑制剂联合钙离子拮抗剂；③ β受体阻滞剂联合钙离子拮抗剂。

第17章

舒张期高血压

——"白骨精"们要当心

新时代的"白骨精"

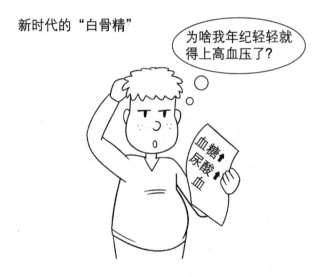

为啥我年纪轻轻就得上高血压了？

　　笔者有朋友小周，今年 32 岁，"211"大学研究生毕业后即在某省级机关政策研究室工作，作为科室的业务骨干，长期对着电脑码字，经常突击写稿至深夜，平时也很少参加体育锻炼，和朋友的聚餐多为宵夜和烧烤。最近因为反复头晕、头胀不适而就诊，一量血压达到了 135/100 mmHg，并且之后多次测量血压都是下压高，上压正常。医生郑重其事地告诉小周，他已经是板上钉钉的"高血压"患者了，必须及时采取措施进行控制，否则后果不堪设想。这让小周疑惑不解，都说高血压是"老年病"，可是自己才 32 岁，家里父母亲也没有高血压，怎么会惹上高血压这个"无形杀手"？

其实，不单纯的血压"瀑布"固然隐藏着风险，然而看似平静的河流也潜伏着危机。和前一章节讲到的收缩期高血压相反，舒张期高血压的患者走向了另外一个极端，他们的收缩压（上压）和舒张压（下压）之间的数值差太小。舒张期高血压指的是收缩压<140 mmHg 且舒张压≥90 mmHg 的原发性高血压。2004 年一项调查显示，舒张期高血压患病率为 4.4%，低于收缩期高血压的 7.6%，呈逐年增长的趋势。既往研究认为，舒张期高血压预后良好无需治疗，但根据最近的指南提示，舒张期高血压是脑卒中和其他心脑血管疾病的危险因子。简单地说：舒张压增高是冠心病的风险因素，收缩压增高是老年人的主要风险指标。如果用年龄和血压类型做相关曲线分析的话，以下的情况比较多见：青年——舒张期高血压、中年——一般高血压、老年——收缩期高血压。

一、哪些人容易得上舒张期高血压

就像上文所提到的年纪轻轻就患上高血压的小周，高血压已经成为与"白骨精"们纠缠不清、甩也甩不掉的包袱。所谓的"白骨精"即：白领、骨干、精英，相信每一个拼搏在工作场所的年轻人都在努力成为"白骨精"的路上，但是蜕变成"白骨精"的过程是痛苦的。想得到多少荣誉，就要付出多少代价，而青年高血压就是这代价中最具威胁性的代价之一。如果给患上舒张期高血压"白骨精"们画个群像，大概就是这样的：步入工作 10 年左右的男青年，成为科室的中坚力量，长期加班和不规律饮食导致身形略显肥胖，下班后喜欢和朋友一起 K 歌吃夜宵，夏天偶尔喝啤酒熬夜看球……纵观该群体，男性、中青年、肥胖、高空腹血糖和高尿酸血症是舒张期高血压的易患因素。

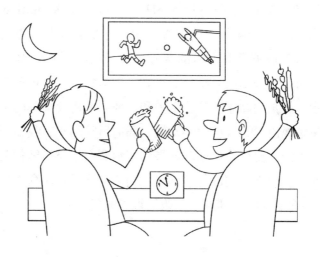

二、为啥肥胖者容易得舒张期高血压

首先我们来解释一下，什么是舒张压，也就是平时常说的"下压"。心脏收缩时动脉血管内压力升高达到的最大值称为收缩压，而由于动脉血管的弹性把心脏收缩时释放的一部分能量以弹性势能储存起来，在心脏舒张时推动血流继续流动的压力称为舒张压。储存起来的弹性势能越大，舒张压就越大，储存起来的弹性势能越小，舒张压就越小。就像拉皮筋，拉的力气越大（收缩压），回弹的力气也就越大（舒张压），反之亦然。所以，舒张压的大小主要取决于外周血管阻力的大小，外周血管阻力增大就会引起舒张压升高。

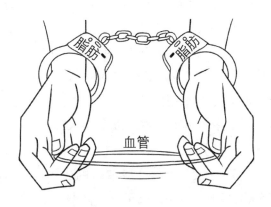

很多肥胖或者有脂肪肝的人，体内过多的脂肪组织堆积在外周血管周围，就像给双手上了一副无形的"手铐"，使得皮筋拉不开，舒张的阻力增大，外周血管的阻力自然也就增加了，最终导致舒张压升高。此外，所谓的"高血糖、高尿酸"人群同样也会因为损伤血管内皮而让这根皮筋变硬、功能失调，从而导致外周阻力增加，进而引起舒张压升高。所以教师、银行职员、行政人员等相对体力活动少、工作压力大、超重肥胖的人群千万要注意，与血压正常者相比，此类人群运动耐量差，心率偏快，心脏负荷增加致心室肥厚增多。

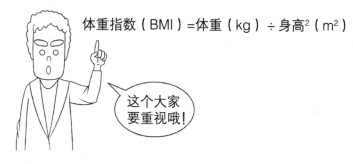

体重指数（BMI）=体重（kg）÷身高²（m²）

这个大家要重视哦！

那么，是不是越胖就越容易高血压呢？答案是肯定的。这就涉及一个关键指标：体重指数（body mass index，BMI），这个概念，最早是由 19 世纪中期的比利时统计学家阿道夫·凯特勒（Adolphe Quetelet，1796—1874）最先提出，体质指数是目前国际上常用的衡量人体胖瘦程度以及是否健康的一个标准。是用体重千克数除以身高米数平方得出的数字，即体质指数（BMI）=体重（千克）÷身高²（平方米）。举个例子，一个 70 千克、身高 175 厘米的成年人，体质指数为 70÷（1.75×1.75）=22.86，属于正常体型。

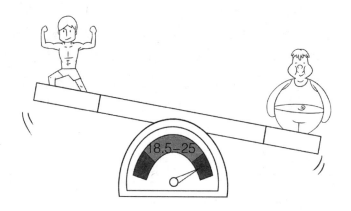

经大样本的数据调查显示：超重人群患上舒张期高血压病的几率为 11.7%，肥胖人群中患上舒张期高血压病的几率为 15.8%，远高于正常人群和消瘦人群患上舒张期高血压患病的几率 2.2% 和 1%。所以，"越胖越容易血压高"，这句话特别适用于舒张期高血压的人群。

三、为什么舒张期高血压特别关爱"男青年"

舒张期高血压

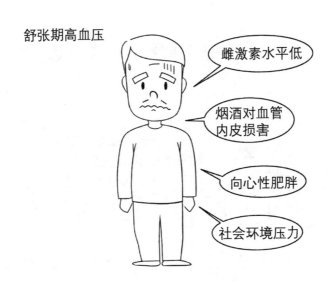

雌激素水平低

烟酒对血管内皮损害

向心性肥胖

社会环境压力

为什么男青年会是舒张期高血压病的高发人群呢？根据我国台湾省竹东及朴子地区心脏血管疾病长期追踪研究显示，随访正常血压人群 3 年，证实舒张期高血压好发年龄为 35—49 岁的男青年。为什么是男性？因为男性雌激素水平低，烟酒对血管内皮损害，中年男性多有向心性肥胖以及社会环境因素（工作、家庭负担）等诸多因素引起外周阻力增高所致。为什么是中青年？想象一下外露的皮管，时间一长，风吹日晒，血管会老化、硬化，越来越硬，弹性随之越来越差。人体内的血管也是如此，随着年龄的增长，血管也会变硬，弹性下降，医学上称为顺应性变差，舒张时的血管弹性老年肯定不如年轻时。所以，正常人群舒张压多在55岁左右达到高峰，后又逐渐下降，而收缩压则随年龄增长而增加，上下压之间的差距会逐渐增大。

四、得了舒张期压高血压生活上要注意什么

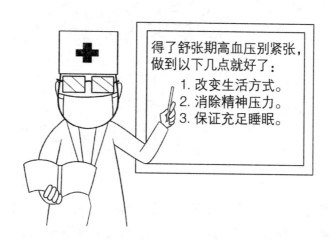

根据最新的研究结果显示，一旦血压≥140/90 mmHg 就需药物治疗。因此，轻度舒张期压高血压就得需要接受治疗，方

法包括药物治疗和非药物治疗。不吃药该怎么办?

首先,改变生活方式是舒张期高血压非药物治疗的重要措施。合理的膳食,低盐低脂饮食、注意补充钾、钙及优质蛋白质,多吃新鲜蔬菜水果。这里特别要强调的是,补钾对降低舒张压有一定效果。怎么补呢?说起含钾丰富的水果,最为熟知的就是香蕉了,而钾含量最高的水果是椰子,其次为鲜枣、菠萝蜜、山楂、榴梿、香蕉、桂圆、番石榴、樱桃、石榴,可适当多吃一些。而钾含量排名前 10 位的蔬菜分别是慈姑、黄花菜、百合、胡萝卜缨、毛豆、南瓜、菱角、青萝卜缨、蚕豆和竹笋。此外,银耳含钾也较多,用银耳做点银耳枸杞莲子汤,炖着喝也不错。

其次,消除精神压力,保证充足的睡眠,坚持进行有氧运动,将体重指数控制在 24 以下,也是有效的办法。例如,瑜伽和按摩,有助于缓解工作压力。这种有益身心健康的方法在短期能刺激身体的"放松反应",包括降低血压、降低心率和呼吸率。如果能定期进行有益身心的活动,身体内还会释放出内啡肽和复合胺,提高身体应付压力的能力。对上班族来说,这意味着肌肉放松,更有能力去应付身体的变化,提高应急状态下的放松程度,改善睡眠。此外,舒张期高血压患者每日工作时间不应超过 8 小时,并应避免上夜班。工作中感到疲劳时,在条件允许的情况下,可休息 10 分钟左右,也可到室外、阳台或楼顶呼吸新鲜空气。长时间保持一种工作姿势的上班族,中间可不时变动一下姿势,如伸伸胳膊动动脚,以缓解疲劳。悠闲自得地散步,也是一种很好的休息形式,如坚持晚饭后就近到公园、广场、体育场、田野、宽阔的马路或乡间小路散步。最好朋友同行，同时说说悄悄话，除能解除疲劳外，也是调节和保持上班族良好精神状态的妙方。

第18章

妊娠高血压

——"产前风"为什么这么可怕

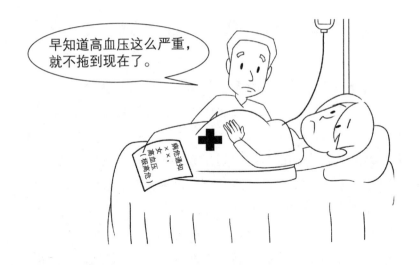

　　据外媒报道，来自美国凤凰城的 36 岁女子埃瑞卡·莫拉莱斯（Erica Morales）两年来多次尝试人工受孕等方法"造人"，2014 年终于怀上四胞胎，可没想到，后因为"高血压"入院。虽然经手术剖腹诞下 3 女 1 男，但由于是早产，四胞胎身上插满管子，未来 2 个月仍然要留院观察。可惜天意弄人，莫拉莱斯诞下四胞胎后，就再也没有醒过来了，生前连摸一下婴儿的机会也没有。多胞胎的准妈妈在怀孕过程中，出现高血压的几率较高，随着子宫占身体的比例加大，影响正常的血液循环，若出现高血压，可能会导致流向子宫的血液变少，胎儿的氧气和营养物质供给就会出现不足，前面提到的莫拉莱斯就出现了难产或者早产的迹象。虽然保住了 4 个孩子，自己却离开了人世。可见妊娠高血压严重影响妈妈和宝宝的健康，是导致妈妈和宝宝发病和死亡的主要原因之一。

一、什么是妊娠高血压，如何判断

这是准妈妈的特有疾病，大多数孕妇在妊娠 20 周以后出现一过性高血压、蛋白尿等症状，分娩后随之消失。在我国该疾病发病率为 9.4%，国外为 7%~12%。其中，孕前有过高血压病史、多胞胎的准妈妈们更容易诱发。究其原因，现在还没有统一、科学的解释，目前专家认为该疾病是胎盘和母体共同作用的结果。胎盘因素源自胎盘在形成、发育过程中出现了障碍，形成了缺陷胎盘，导致出现妊娠高血压。母体因素源自准妈妈对妊娠高血压疾病易感或准妈妈长期合并高血压、糖尿病等，导致妊娠高血压疾病的发生。

准妈妈可以通过做基本检查、孕妇和胎儿的特殊检查来判断自己是否患有妊娠高血压。检查的项目包括：了解孕妇的自觉症状（头痛、眼花、胸闷、上腹部疼痛等），对孕妇的各项常规检查（眼底检查、体重、血压、尿量、凝血功能、尿常规、心肝肾功能等），对胎儿的各项常规检查（胎心、胎儿发育情况、胎动、B超监测胎儿宫内状况、胎心监护和监测脐动脉血流等）。那么，准妈妈如何判断自己是否患有妊娠高血压呢？

信号一：血压升高

女性怀孕早期，血压会比孕前稍低，而怀孕中、后期，血压就开始逐渐升高。这个阶段，正常孕妇的血压在140/90 mmHg以内。如果准妈妈发现自己的血压比这个数值高，则有可能患有高血压。

信号二：小腿水肿

怀孕后，如果孕妇发现自己的体重增重过快，那么要先检查自己是否出现了水肿。自检方法很简单，只需要按压自己的踝部和小腿，如果发现按压后出现凹陷，而且不会回弹，皮肤发亮，则出现了凹陷性水肿。其原因是子宫压迫到了下腔静脉，下肢静脉的回流受阻引发了妊娠高血压。

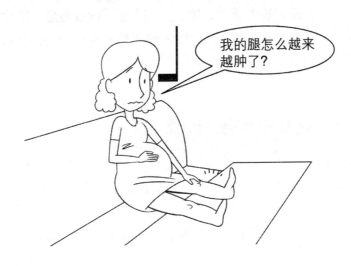

我的腿怎么越来越肿了？

信号三：蛋白尿

有些孕妇除了血压升高、水肿等妊娠高血压症状外，严重者尿液内还会出现蛋白，这可以通过化验小便查出来。原因是肾小球功能受损后，导致通透性增加，原本应该留在体内的蛋白逃出体内了。就像用渔网捕鱼，渔网洞眼大了，原本该抓住的大鱼也就逃走了。

信号四：眼底血管

视网膜小动脉可以反映体内器官小动脉是否发生变化，准妈妈如果患有重度的妊娠高血压眼底就会发生变化。可分为3个阶段：血管痉挛期、血管硬化期和视网膜病变期。出现眼底动脉硬化的孕妇不必紧张，因为它一般不致失明。但是必须要高度重视，准妈妈一定要第一时间到医院做专业的检查。

信号五："产前风"

如果发现准妈妈在分娩的时候牙关紧闭、咬肌僵硬、两眼直视前方、意识丧失或者昏迷了，那么很可能就是患了重症高血压了，俗称"产前风"，这样的情况是非常危险的，孕妇死亡的几率很高。

二、妊娠高血压有什么危害

妊娠高血压会导致准妈妈的胎盘过早剥落、凝血功能异常、肾脏和心脏功能衰竭、血液回流受阻，严重可致死亡，同时严重伤害胎儿的安全。准妈妈患有妊娠高血压，胎儿的发育速度就会减缓，出生后的体重往往低于正常值，而且还有可能胎死腹中。有些病情较重的孕妇还会出现早产，早产的新生儿免疫力相对较低，容易夭折。即使胎儿顺利出生，并且也没有明显的疾病，但是智商也会略低于其他人，并且体质也会比较差，有些孩子还会出现多动症、脑瘫等后遗症。因此，为了孩子和自己的健康，患有妊娠高血压的孕妇一定要及时治疗。总结起来，妊娠高血压有六大危害。

危害一：脑

妊娠高血压可致脑部小动脉痉挛，引起脑组织缺血、缺氧、水肿，脑血管自身调节功能丧失，引起点状或局限性斑状出血，患者出现头痛、头晕、恶心、呕吐和抽搐，甚至可引起昏迷。

危害二：心

妊娠高血压可致冠状小动脉痉挛，引起心肌缺血、间质水肿及点状出血与坏死，心脏负担加重，严重者可致心力衰竭。

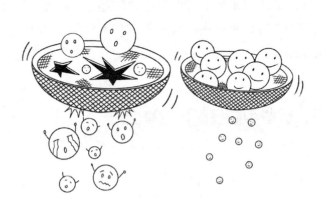

危害三：肾

妊娠高血压可致肾小动脉硬化，管腔狭窄，血流阻滞，肾脏缺血，以致肾功能受损，可引起少尿、蛋白尿，严重者可出现肾功能衰竭。就好比一个孔变大了的筛子，把本该留住的东西全都漏掉了。

危害四：肝

妊娠高血压严重时可致肝内小动脉痉挛后扩张松弛，血管内突然充血，压力骤然升高，肝脏门静脉周围发生局限性出血，肝细胞因缺血缺氧发生不同程度的坏死。

危害五：胎盘

妊娠高血压可致子宫血管痉挛，血管壁坏死，管腔狭窄，影响母体血流对胎儿的供应，损害胎盘功能，导致胎儿宫内发育迟缓，严重时发生胎盘早剥，导致死胎、死产或新生儿死亡。

危害六：眼

妊娠高血压可致眼底视网膜小动脉痉挛、缺血，严重时可出现视网膜水肿，视网膜剥离，或有棉絮状渗出物或出血，患者可出现眼花、视力模糊，严重时可引起暂时性失明。

三、哪些孕妇易患妊娠高血压

此时，您一定会想哪些孕妇易患妊娠期高血压呢？自己会不会患这种病呢？以下五大高危人群，孕妇们一定要重视起来！

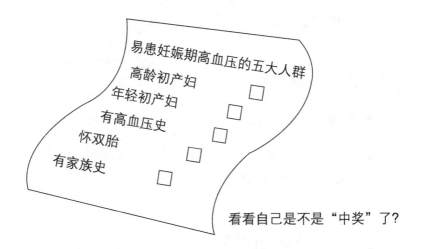

易患妊娠期高血压的五大人群

高龄初产妇

年轻初产妇

有高血压史

怀双胎

有家族史

看看自己是不是"中奖"了?

❶ 高龄初孕妇

年龄大于35岁且第一次怀宝宝的孕妇，就属于高龄初产妇了。据各种权威机构统计，高龄初产妇的各种并发症均高于一般孕妇，妊娠期高血压疾病也不例外。

❷ 年轻初孕妇

年龄过小的孕妇也属于高危人群，需要提高警惕。

❸ 之前患有高血压

需要注意的是，如果孕妇怀孕前就患有高血压、慢性肾炎、糖尿病等慢性病，也易与妊娠高血压疾病不期而遇，病情也可能更为复杂；如果是经产妇怀第一胎时就有妊娠高血压疾病，那么怀第二个宝宝时被这个"不速之客"困扰的几率也是较高的。

❹ 怀双胎的孕妇

怀有双胎的孕妇发病率也较高。另外，羊水过多及患过葡萄胎的孕妇也易患此病。

❺ 有家族史的孕妇

如果孕妇的母亲患过妊娠高血压疾病，那么孕妇发病的可能性就较大了，此类孕妇也要注意了。

四、妊娠高血压的预防

妊娠高血压对于孩子和妈妈都会造成如此大的不良影响，那么该如何预防出现此类症状呢？这是很多准妈妈非常关心的问题，做好以下五大方面，可以有效降低患妊娠高血压的几率。

❶ 主动了解相关知识

孕妇在怀孕早期甚至是孕前就应主动了解关于妊娠期高血压疾病的知识，从而提高警惕性。

❷ 重视产前检查

孕妇们一定要重视产前检查，并坚持定期检查，以便发现异常及时得到指导和治疗。妊娠早期应测量一次血压，作为孕期的基础血压，以后定期检查，尤其是在妊娠 36 周以后，应每周观察血压及体重的变化、有无蛋白尿及头晕等自觉症状。

大多数孕妇往往是症状出现后才去检查，其实发病前的预防更重要。

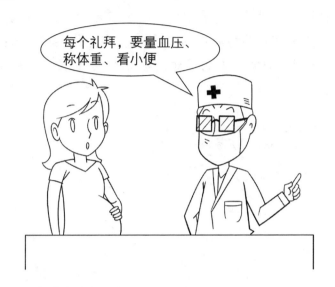

每个礼拜，要量血压、称体重、看小便

❸ 合理调整饮食

合理的饮食对于预防妊娠期高血压疾病也有一定的作用，所以孕妇要注意调整自己的饮食。① 增加蛋白质的摄入量：大豆、鱼虾中都含有丰富的蛋白质，可改善孕期血压，但肾功能异常的孕妇要适当控制，避免增加负担；② 保证钙的摄入量：自孕 20 周起每日补钙 2 克可降低妊娠期高血压疾病的发病率，还要保证每日吃豆制品和海产品，并在孕晚期补充钙剂；③ 保证适量的铁、锌的摄入量：铁、锌的摄入量足，对预防妊娠期高血压疾病也有一定的作用；④ 控制脂肪的摄入量：每日要控制脂肪的摄入，注意动物脂肪与植物脂肪比值不得高于 1，不仅能为宝宝提供生长发育所需的必需脂肪酸，还可增加前列腺素的合成，有助于消除多余的脂肪；⑤ 控制盐的摄入量：孕妇的食盐摄入量要适度，每日不宜超过 4 克，酱油不宜超过 10 毫升，不宜吃咸食，如榨菜、腐乳、腌肉、咸鱼等，更不宜吃苏打制作的食物；⑥ 多吃蔬菜和水果：保证每日摄入 500 克以上的新鲜蔬菜和水果，但要注意种类的搭配。

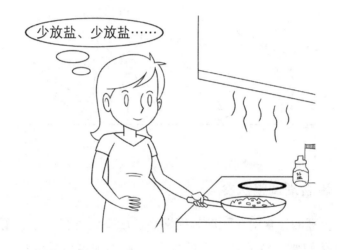

❹ 保证充分的休息

孕妇每日的睡眠时间要在 8~10 小时，安静、清洁的环境有助于提高睡眠质量。另外，孕妇在睡眠和休息时最好左侧卧位，这样有利于增加胎盘绒毛的血液供应，对胎儿有利。

❺ 保持心情愉快

孕妇平时精神放松、心情愉快对于预防妊娠期高血压疾病也有很大作用。

第19章

白领高血压

——专门盯上"年轻人"的高血压

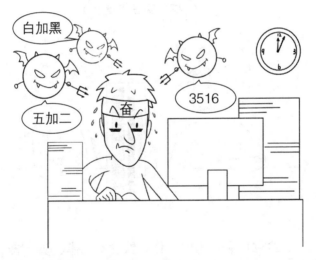

你知道什么是"五加二、白加黑"吗？就是"五个工作日，两个双休日，白天和黑夜的上班"。有的企事业单位甚至提出"3516"工作法，即每日 3 小时吃饭、5 小时睡觉、16 小时工作。而要求加班的理由也是五花八门，有的是为了"创建国家卫生城市、创建全国文明城市"，有的是为了"加快招商引资"，还有的是"转变工作方式、提振精神状态"。在这些冠冕堂皇的理由下，"疲劳战术"被当成经验，低效率的加班被视为作风，这不仅助长了形式主义，还影响了广大职业人的身体健康，也降低了工作效率。近日，37岁的设计师马先生经常感觉头晕头痛，在体检中竟查出患有高血压。据张先生自述，平日他加班、熬夜、饮食不规律可以说是家常便饭了，工作十分忙碌，以为最近头晕只是休息不足所致，没想到却是高血压。

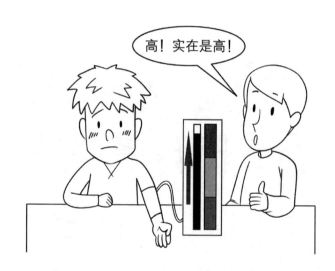

确实，高强度和压力的工作、饮食不规律、缺乏锻炼都是导致白领频频发生"三高"的原因。2000年顾东风等人对属于白领人员的科技人员21 322名进行不同性别的血压分类及高血压患病率调查分析，结果约有35%的科技人员血压不正常，其中正常血压高值占9.4%，高血压占25.2%，男性高于女性，并显示随年龄增长高血压患病率呈明显上升。尽管各地报道白领高血压患病率有所不同，但白领高血压患病率总体高于普通人群或其他人群。在高血压患者中，中青年患者占34%，其中白领、公务员等人群是高血压的"高危人群"。

老年人患高血压我们不难理解。因为动脉血管会随年龄增长，发生退行性硬化或粥样硬化，使得血管壁弹性降低，从而导致收缩压显著升高。那么，究竟是什么原因使得中青年白领被高血压这种"老年病"纠缠呢？这与白领们的工作和生活特点是紧密相关的。

一、为何高血压病越来越年轻化了

① 生活方式不良

随着人们工作节奏的加快、生活水平的提高及压力增大，许多白领阶层的年轻人逐渐出现血压升高。其中，不良的生活习惯是导致高血压低龄化的重要原因。一些白领吸烟（包括吸二手烟）、应酬饮酒、无节制夜生活，也会导致小血管收缩和心排血量的增加，使血压升高。《"健康中国2020"战略研究报告》显示，哪些人最缺乏运动？受访者首选"刚入职场的年轻人"（70.9%），其次是"中年人"（65.6%），排在第三位的是"中小学生"（43.6%）。接下来是"大学生"（33.3%）、"老年人"（10.9%）等。所以，刚入职场的年轻人、中年人与中小学生是最缺乏运动的三大群体。现代化的交通工具使年轻人更缺少运动，这些也是导致白领高血压的重要原因。

❷ 肥胖渐增多

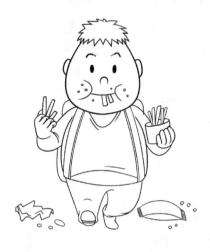

高血压的低龄化还与肥胖增多有一定关系。如今生活水平提高了，年轻人不太注意自己的饮食，过量摄入高脂肪食物，使体内脂肪堆积。肥胖尤其是腹型肥胖可使血液内胰岛素含量增高，胰岛素抵抗，从而引起小血管收缩使血压升高，引发高血压。肥胖已逐渐成为我国典型的现代流行病，尤其是儿童肥胖者大幅增加。笔者在体检中发现，有一名六年级小学生，竟然患上了原发性高血压。原来这位患儿的父母都是高级知识分子，对他要求非常严格，不仅要求学习成绩优异，还希望他多才多艺，给他报了很多课外辅导班，学业压力过大诱发他患上高血压。据统计，我国儿童肥胖发病率 10 年内增加了 1 倍，已达 11.9%。也就是说，目前我国每 10 个孩子中至少有 1 个肥胖儿童。从医学角度讲，肥胖型的孩子或年轻人是高血压的高危人群，他们如果不注意饮食或锻炼身体，高血压迟早要"找"上门。

❸ 思想不重视

由于缺乏正确的医学常识，不少年轻人认为高血压是中老年人的病，自己还年轻，不可能患高血压，即使明确知道患有高血压，也不予重视。一般来说，成人血压超过或等于 140/90 mmHg 以上，即可认为患有高血压。但部分早期高血压患者，血压处在上述的边缘状态，因此往往不被重视。事实说明，这种轻度高血压同样对机体产生危害，并会有进一步发展的趋势。长期血压控制不佳，使年轻高血压患者更易发生心绞痛、心肌梗死、脑卒中、肾衰竭等严重并发症。

因此，作为单位骨干和家庭支柱，承受过多压力和负荷是白领产生高血压的重要原因之一。同时三餐不定时，抽烟饮酒，加之应酬不少，长期过多摄入高脂肪、高热量、高盐的"三高"食物，引起钠水潴留，使血容量增加而致血压升高；而坐多动少、以车代步、缺少锻炼，产生腹型肥胖，或合并血脂异常或糖耐量异常，往往加重高血压的进展。此外，可能还有遗传因素参与其中。父母一方患高血压，子女患高血压的几率是 28%；父母双方均患高血压，子女患高血压的几率高达 45%。

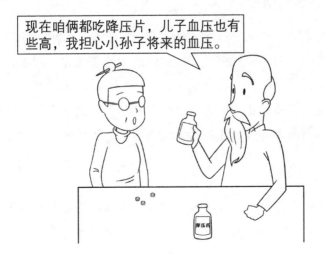

现在咱俩都吃降压片，儿子血压也有些高，我担心小孙子将来的血压。

二、"白领高血压"有哪些特点

不论是老年高血压，还是白领高血压，对血压不加控制，都可能对心、脑、肾等重要脏器造成损害，严重时诱发心肌梗死、脑梗死、肾功能衰竭等致命或致残的并发症。值得庆幸的是，中青年人所患的高血压往往是波动性的。压力大时、睡眠少时，血压会升高一些。心情舒畅时、睡眠保证时，血压又能下降一些。也就是说，在发病的早期，小动脉的紧张性增高，通常是功能性的，血压升高往往不稳定。但长而久之，血管壁发生器质性改变，如管壁增厚、小动脉壁硬化等，使得周围血管阻力增高变得不可逆转，进而使血压升高逐渐趋向稳定，而患上高血压。

❶ 脉压差缩小

这是由于心脏收缩时产生的收缩压多受主动脉弹性的影响，中青年人的主动脉弹性较好，因此当心脏泵血流向主动脉时，主动脉容易扩张，收缩压不高，但是心脏舒张时产生的舒张压多受周围血管张力的影响。中青年白领长期交感神经系统激活，周围血管的顺应性减低，舒张压就会较高。

❷ "苹果"胖

胖有许多种，有人全身哪儿都胖，像球；有人上身瘦下身肉，像梨；还有的人肉全都长在腰部，像个肥硕的苹果。这几种肥胖中，最可怕的便是像苹果一般的腹型肥胖，这型肥胖者患高血压几率比普通肥胖者更高。

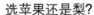

选苹果还是梨？

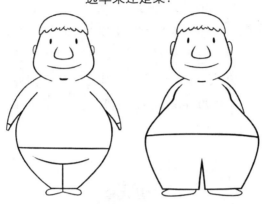

三、改变生活方式有望逆转

"白领高血压"患者改变生活方式尤其重要，能达到降低血压的作用。一是要注意膳食科学合理。适当限盐（食盐每日控制在 5 克以下），低脂饮食（节制蛋黄、鱼子、肥肉、动物内脏等摄入），严格戒烟，不酗酒，多吃新鲜蔬菜、水果，注意钾离子和微量元素的摄入。二是要注意心态平和乐观，避免情绪激动、疲劳等。如有焦虑-抑郁症状，可以应用些安定类镇静剂或寻求心理疏导。三是要注意运动适量。长期坚持进行一定量的体育运动可以降低交感神经的兴奋性，改善血管的顺应性。同时对提高免疫能力、保持正常体重亦有一定效果。可选择游泳、散步、慢跑、打太极拳等强度适中的有氧运动项目。

　　在生活方式改变的基础上，如果血压仍有波动或下降程度未能达标，再根据医嘱选择一些有效抑制交感神经或对血管扩张作用特异性较强的降压药物。长期工作紧张、高钠、高脂饮食、有烟酒嗜好、有高血压家族史以及肥胖者，是罹患高血压的高危人群，建议每年体检一次。一旦发现单纯舒张压升高，就要进行生活方式干预，再配合降压药物，需把血压降到正常血压水平（＜140/90 mmHg），不要发生"年轻时以命换钱，年老时以钱换命"的悲剧。

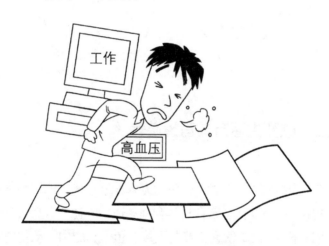

四、如何用药物治疗白领高血压

❶ 经常自测血压

年轻人若经常头晕，应定期在家中测量血压，既可以排除部分"白大衣高血压",也能真实反映被测者的血压水平。不少年轻人认为高血压是中老年人的病,自己不可能患高血压,因而忽视了治疗。

❷ 个体化治疗

　　轻度到中度高血压患者,经 1~3 个月的非药物治疗后,血压仍未正常者,可到医院高血压科或心血管内科就诊,在医生的指导下进行个体化治疗,并且最好选用长效药物,每日一次很方便,不良反应少,价格适中。一般盐酸阿罗洛尔对白领高血压患者显示出较好的疗效。只要坚持用药,加上劳逸结合、低盐饮食、生活有规律,绝大多数高血压会得到较好的控制。

　　当然,迄今国内外白领高血压研究工作仍处于起步阶段,还没有形成一套行之有效的防治系统。由于被观察研究人群地域、环境等差别,其结果可能也有所不同。根据目前临床工作体会,白领高血压患者症状多不典型,以胸闷、乏力等非特异性症状为多;舒张压偏高和高血压前期者较为多见;亦可见脉压较小现象;α、β 受体阻滞剂类降压药物治疗可能效果更好。作为社会特殊群体的白领工作者,其健康状况不容忽视。采取切实可行的有效措施减轻精神负担,减少工作压力,建立定期查体制度,提倡健康生活方式,选择适当的运动项目等均有益于防治白领高血压。

第20章

肥胖性高血压

——吃药管用吗?

胖子太多，该减肥了

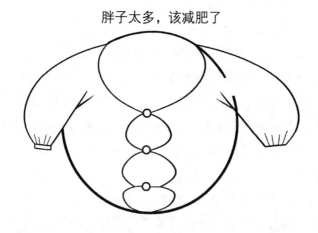

随着社会经济的发展和生活水平的提高，人们饮食结构和生活方式的改变，使全球超重或肥胖的发生率呈不断上升的趋势。根据资料统计显示，截至 2008 年全球超重或肥胖的成年人近 15 亿，预计到 2030 年超重人群将达 21.6 亿，肥胖人群为 11.2 亿。近几年中国超重及肥胖人群不断扩大，据统计显示，我国居民超重率为 17.6%，肥胖率为 5.6%，超重和肥胖人群约总人口的 1/4。在西方发达国家，与肥胖相关的医疗费用支出达到总医疗费用支出的 2%~8%。肥胖是一个全球流行性疾病，随着肥胖发病率的攀升，与肥胖相关的慢性非传染性疾病的发生率亦相伴升高，尤其是未能控制的高血压。

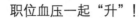

职位血压一起"升"！

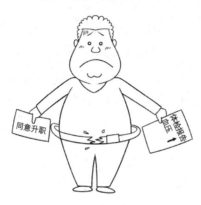

　　有研究指出，血压与肥胖密切相关，超过 85% 的高血压与 BMI>25 有关。Doll 的研究显示，收缩压和舒张压均与体重指数、腰围呈正相关。由此可见，基础研究和临床研究均已表明，体重与血压水平之间存在明显的正相关。体重控制不良或合并多重心血管危险因素通常是血压难以控制的重要原因。流行病学资料显示，近年肥胖高血压发病率呈逐渐上升趋势，已成心脑血管疾病死亡的主要原因之一。肥胖和高血压的合并出现，不仅增加了心血管疾病的发生率，而且严重影响着患者的预后和生活质量，增加经济负担。因此，肥胖合并高血压已经成为世界性的卫生健康问题，引起国内外研究者的广泛关注。

一、为什么胖人容易得高血压

小朱今年 34 岁，身高 1.75 米，体重却已达到 90 千克了。但是他丝毫不为此苦恼，反而骄傲地说自己"心宽体胖，活得更好"。然而，年初单位组织体检，小朱被查出血压高。体检医生询问后得知，他的家人并没有高血压病史，因此推测可能跟肥胖关系比较大。小朱很紧张，赶紧采取措施控制体重，几个月过去了，他的血压才慢慢降下来。

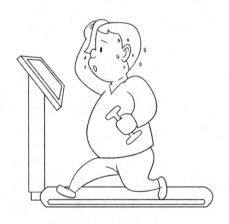

为何胖人容易得高血压？研究显示，不管以传统的肥胖指标"体重指数、腰围、腰臀比"为诊断标准，还是以内脏脂肪堆积程度（厚度、面积、体积）为评定标准，肥胖人群较正常人群都更容易发生高血压。弗雷明翰研究显示，超过理想体重20%或更多的人，发生高血压的风险是正常体重者的 10 倍；高血压男性和女性分别有 75% 和 65% 的个体直接原因是超重和肥胖。我国研究也表明，肥胖人群和超重人群分别为正常人群患高血压风险的 4.5 倍和 2.26 倍，腹型肥胖人群为正常腰围人群患高血压风险的 2.62 倍。

发胖的血管，要不得！

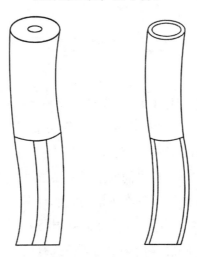

高血压和肥胖是一对"好兄弟"，形影不离。因为肥胖者皮下脂肪会增厚，使毛细血管网大大扩充，血液循环量相对增加。在心率正常的情况下，心搏出量会大为增加，长期负担过重就会诱发左心肥厚，血压升高。有一种说法是，皮下脂肪增厚 1 厘米，血管长度增加 5 千米。尤其是东方人发胖往往先从腹部开始，脂肪主要堆积在下腹部周围，被称为中心性肥胖。这种类型的肥胖内脏脂肪增多，在体内堆积起来，其胰岛素抵抗要比均匀性肥胖者更为严重，也更难纠正。中心性肥胖还是动脉粥样硬化的危险因素，与高血压、冠心病的发生更为密切。此外，肥胖诱发高血压还与吃、动有关。

其一，肥胖者往往会摄入过多高热量食物及碳水化合物，可引起交感神经兴奋，激活体内肾素－血管紧张素系统，导致血压升高。其二，胖人往往不经常运动，也会加速动脉硬化，诱发高血压。

二、怎样算得上是肥胖性高血压

目前临床上应用 CT 或 MRI 在腰椎 4-5 节水平定量分析内脏脂肪分布，被认为是诊断腹型肥胖的金标准，有报道腹型肥胖者其腹内脂肪面积多 ≥100 平方厘米。应用腹部超声测定腹壁和腹内脂肪厚度也可简便定量评估腹型肥胖。

肥胖者的脂肪不仅外在表现为我们看得到的"胖"（也就是皮下脂肪增多），还会积聚在内脏周围和肝细胞内。已有研究发现，腹腔内脂肪含量与胰岛素抵抗有更强的相关性。有研究发现肠系膜脂肪与心血管危险因子相关性较高；而肝细胞内的三酰甘油含量也与腹部脂肪含量密切相关。

三、减肥是降压的关键

肥胖者如能早期发现血压升高，并及时进行干预，高血压是可以逆转的。其中最重要的是改变不健康的生活方式。首先，肥胖者要多吃低热量、高纤维素食物，如绿叶蔬菜、水果、豆类等，少吃甜食及高脂肪、高动物蛋白质食物。其次，坚持长期运动，可选择小量或中等量有氧运动，不建议进行高强度运动，如仰卧起坐、快跑等，以免引起血压大幅度升高及心率增快，引起脑卒中或心绞痛发作。

肥胖性高血压患者应经常自测体重，并注意自己的腰围，发现体重超重时就应该及时节食，少吃高热量和碳水化合物的食品，增加运动消耗体内过多的脂肪，必要时口服国际上目前公认的减肥药（如赛尼可等），但不要滥用减肥药物以免发生中毒。因为即使服用减肥药也必须靠节食及运动。同样两个肥胖者，轻度肥胖者通过上述方法很容易将体重减轻 10 千克，同时血压可完全正常；而重度肥胖者如 100 千克，减轻 10 千克比较容易，但再继续逐步减重常很困难，因此减肥降压也要尽早进行。据美国华盛顿大学一项研究显示，上班地点远，尤其是超过 16 千米以上距离，会对健康不利，引起血压升高以及心肺状况恶化等问题。这项研究的主要研究员克里斯汀·荷纳（Christine Hoehner）受访时说："最主要的发现是，这份研究首度显示，距离远会减少运动量，造成体重超标，继而导致健康恶化和血压较高等问题，而这些全都是心血管疾病、糖尿病和某些癌症的明显征兆。"因此，管住嘴、迈开腿是降压的关键！

此外，吃辣可以对付肥胖性高血压。著名心血管专家祝之明在《顽固性肥胖型高血压及其治疗》文案中提到，研究表明：辣椒素可以通过辣椒素受体参与心血管代谢调节，长期膳食辣椒素干预可有效减轻肥胖和降低血压。辣椒素通过化学结构改造去除辣味、保留代谢和血管活性以后，有望成为肥胖型高血压的新型干预手段。

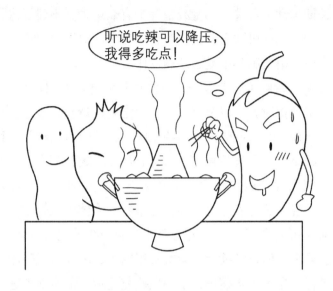

四、肥胖性高血压可以吃药吗

肥胖性高血压的治疗目前缺乏相应指南，但应以合理膳食及规律运动的生活方式干预为基础，其中减轻体重在血压控制中起重要作用，体重控制不良或合并多重心血管代谢危险因素往往是血压难以控制的重要原因。但应注意生活方式干预的降压效果是有限的，依据最新的欧洲高血压指南，一旦生活方式干预失败应尽早地予以药物治疗。

目前尚无特异性治疗肥胖性高血压的药物，理想的药物应有减肥、改善糖脂代谢和降压几方面作用，常用的减肥药有西布曲明和利莫那班，其中利莫那班属大麻素受体拮抗剂，它可抑制食欲，减轻体重，改善糖脂代谢异常，有轻度降压的作用。当减肥降压疗效不满意时可同时服用降压药物。肥胖者比不肥胖者对各种降压药物反应差，因此常需多种降压药物合用。

第21章

老年高血压

——健康杀手中的杀手

逝者如斯，存者当惕

高血压是常见的心血管疾病，老年人更易患高血压，患病率达 40%~60%，是严重威胁老年人身体健康的主要疾病之一。马季、古月、侯耀文、高秀敏等，这些早在 20 世纪 80—90 年代，头顶光环的明星，难抵抗生命的无奈，都是因高血压并发症离开了人世。2005 年 7 月 2 日，最形似的毛泽东饰演者古月在广东省因高血压、大面积心肌梗死，抢救无效去世，享年 68 岁。2006 年著名表演艺术家、相声大师马季先生也因为高血压、突发心脏病去世，享年 72 岁。多年临床的结论，高血压并发症是威胁人类生命健康的"头号杀手"，其中老年高血压是杀手中的杀手！老年高血压指年龄≥60岁，不同日测量3次血压均收缩压≥140 mmHg和（或）舒张压≥90 mmHg。老年人以单纯收缩期高血压多见，占50%~70%。老年人单纯收缩期高血压是大动脉粥样硬化，血管顺应性下降引起的。

一、老年高血压的主要特点

❶ 血压波动大

以收缩压波动大明显，女性容易出现。引起血压波动的因素主要有以下四个。

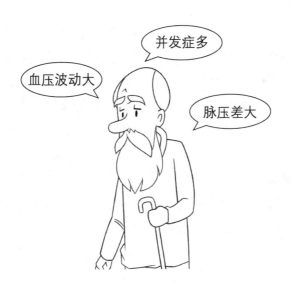

因素一：体位

从蹲位、卧位变为坐位、立位时容易出现体位性低血压，而且恢复时间长，与压力感受器敏感性降低有关。体位性低血压主要表现为头晕目眩、站立不稳、视力模糊、软弱无力等，严重时会发生大小便失禁、出汗甚至晕厥。老年人体位性低血压发生率较高，并随年龄、神经功能障碍、代谢紊乱的增加而增多。1/3 老年高血压患者可能发生体位性低血压。多见于体位突然发生变化以后，血压突然下降。

因素二：进食

老年高血压患者近半数会出现餐后血压下降，以早餐后多见。通常在早餐后 30 分钟左右出现，血压一般下降 20~40 mmHg/10~25 mmHg。可能与餐后交感神经张力下降、压力感受器敏感性降低和餐后内脏血液灌注增加有关。

因素三：季节

人体内有调节血压的压力感受器，它可以感知血压，通过一系列的神经体液反射，使得血压在一定范围内波动。老年人高血压随季节变化而波动，通常夏天血压低，冬天血压高。然而随着年龄增长，压力感受器的敏感性减低，血压调节功能减退，使得老年高血压患者的血压波动范围明显增大。

因素四：时间

老年晨峰高血压是指血压从深夜的低谷水平逐渐上升，在凌晨清醒后的一段时间内迅速达到较高水平，这一现象称为晨峰高血压。老年高血压患者，特别是老年单纯收缩期高血压患者晨峰高血压现象比较常见。

❷ 并发症高

随着病情的进展以及血压的持续增高，最终将造成靶器官损害，导致各种并发症。其中包括与高血压本身有关的并发症，也包括由于高血压加快动脉粥样硬化所致的并发症。所以老年高血压患者往往同时伴有脑血管病、心血管病、外周动脉疾病、肾脏受损等情况。

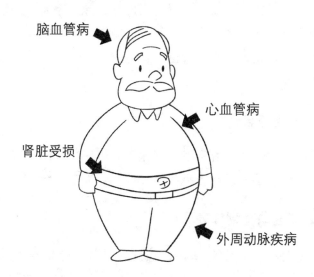

❸ 脉压差增大

脉压是指收缩压与舒张压之差，它反映了大动脉的弹性以及血液循环的波动性，是衡量大动脉僵硬程度的一个很好的指标。由于老年高血压患者中，大多数为单纯收缩期高血压，所以这部分患者的脉压明显增大。而脉压越大，说明动脉顺应性、弹性越差，使得心脑血管病及周围血管病的发生率也明显升高。

对于老年人，脉压和收缩压是预测心血管事件最重要的指标。

二、老年高血压有哪些危害

❶ 发生心血管疾病

老年人动脉硬化及其扩张能力降低，往往产生单纯收缩期高血压，而舒张压不变或下降，由此导致脉压增大，这是老年单纯收缩期高血压的一个重要特征。脉压增大意味着大动脉弹性降低，是反映动脉损害程度的重要指标。它比收缩压或舒张压更能预测心血管事件的发生。

❷ 发生心衰

老年高血压患者心衰发生率比正常血压高 2 倍、冠心病比正常血压高 3 倍、心血管事件高 8 倍。

❸ 加速动脉粥样硬化

冠心病、一过性脑缺血、脑梗死、肾动脉狭窄、周围血管病。老年高血压患者的并发症发生率为 40%，明显高于成年人（20.4%）。收缩压升高 10~12 mmHg 或舒张压升高 5~6 mmHg，脑卒中的危险就增加 35%~40%，冠心病增加 20%~25%。

❹ 致残致死

老年高血压患者死亡率为 13%，而成年为 6.9%。从死因来看，西方国家是心衰占首位，脑卒中次之。我国则以脑卒中最多，其次是心衰和肾衰。我国每年脑卒中有 75% 以上患者留有不同程度的残疾，其中大部分是老年人。

可见，老年人高血压的危害是非常大的，另外，要特别注意的是，老年人高血压还会导致与高血压本身有关的并发症，如：心衰、脑出血、高血压脑病、主动脉夹层等。所以，当老年人出现高血压症状时，积极配合医生进行相关的治疗是最佳的选择。

三、养成五大好习惯

1 穿宽松衣服

老年高血压患者的衣服以柔软宽松为好，最好穿透气性好，既轻松，又暖和的纯棉衣物。裤带、领带不可扎得过紧，以免引起血压波动。老年人每日应保证 8~9 小时的充足睡眠。

穿宽衣，饱睡眠；
律饮食，限脂肪。
戒烟酒，适饮茶；
限钠盐，稳情绪。

❷ 饮食要合理

根据一项对轻、中度老年高血压的随机分组研究，8 周后单纯增加水果和蔬菜摄入量组的血压下降为 1~3 mmHg，而同时减少脂肪摄入量组血压下降 3~6 mmHg。因此，老年高血压患者应多吃新鲜蔬菜和水果，并减少脂肪摄入量。限制动物脂肪和胆固醇的摄入，主要食用植物油，这样不仅有利于预防动脉粥样硬化，也便于控制血压。摄入适量蛋白质，除谷物提供的蛋白质外，还应给予牛奶、瘦肉、鱼类等食品。同时，多食富含钾的食物，如新鲜蔬菜、水果，以补充维生素和调节体内电解质平衡，保证大便通畅。一定量的钾、钙摄入可降低老年人心血管系统对钠盐的敏感性，从而降低血压。

❸ 戒烟、限酒，适量饮茶

戒烟是高血压患者预防心血管疾病及非心血管疾病的最有效的生活方式干预措施。尽管有证据提示，少量饮酒，即每日饮啤酒少于 720 毫升，白酒不超过 60 毫升，或葡萄酒不超过 300 毫升，此量饮酒不升高血压，并可减少冠心病的危险，但在人群中，乙醇消耗量与血压水平及高血压的患病率呈线性关系，过度饮酒会增加脑卒中的危险。大量饮酒者，可能在突然戒酒后出现血压升高，故戒酒不宜突然停止，以缓慢减量为宜。适量清淡饮茶对老年高血压患者有益无害。

❹ 限制钠盐

对老年高血压患者中等度限盐，每日摄入 6 克以下是必要的。流行病学研究发现，饮食中钠盐的摄入量与高血压发病率密切相关。不同人群对饮食中钠盐量的改变反应差异很大。老年高血压及糖尿病患者对饮食中的盐比其他人群更敏感。限盐的效应还表现在可以降低利尿剂所致的钾流失，逆转左心室肥厚及通过降低尿钙以预防骨质疏松及肾结石。

❺ 情绪要稳定

不良的情绪可使心跳加快，血压升高，所以，老年高血压患者要保持平和的心态，避免情绪激动和过于紧张。老年高血压患者应做到起居有时，适当活动，劳逸结合，睡眠充足。有规律的科学的生活方式可以维持血压平稳；劳累过度可使血压升高，病情加重。

四、降压目标及时机

需要特别注意的是，老年人降压治疗宜平稳缓和，降压速度不能过快，避免血压大幅度波动，药物选择方面应从小剂量开始，逐步增加剂量，可多种药物联合治疗，使血压在几周内降至正常范围。2011 年英国高血压指南明确指出年龄＜80 岁的患者降压治疗目标值为诊室血压＜140/90 mmHg，年龄≥80 岁的高龄老年高血压患者降压目标值为诊室血压＜150/90 mmHg。需用 24 小时动态血压监测评估降压治疗效果的患者，其降压治疗目标值为清醒状态血压＜135/85 mmHg（年龄＜80 岁）或＜145/85 mmHg（年龄≥80 岁）。关于降压速度大多数高血压患者应根据病情在数周至数月内（而不是数天）将血压逐渐降至目标水平。年轻、病程较短的高血压患者，降压速度可快一点；但老年人、病程较长或已有靶器官损害及并发症的患者，降压速度则应慢一点。

又慢又稳

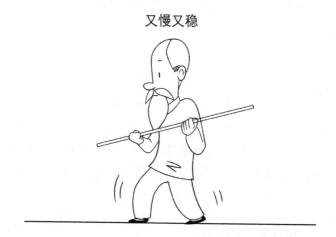

第 **22** 章

老老年高血压

——高血压的"老前辈"

老老年高血压是最近几年提出的一个新名词，是指 80 岁及以上的老年高血压患者。目前国内外关于其流行病学的研究尚少，针对老老年血压水平与心血管病发病率的相关性研究及老老年高血压降压治疗临床研究相对较少，结论亦不一致。

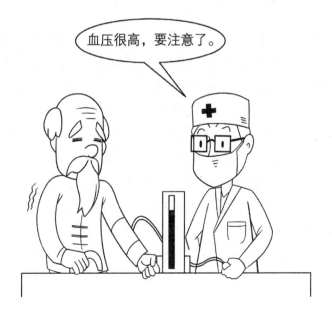

　　既往的观点认为：降压治疗使 80 岁以上的高血压患者致死性和非致死性心血管事件显著减少，但总死亡率无下降。但是最新的由我国医学工作者积极参与的老年高血压试验是迄今为止第一项证实对≥80 岁老老年高血压患者进行降压治疗，不但明显减少脑卒中，而且显著降低总病死率的大规模随机临床试验，显示血压目标控制在 150/80 mmHg 以下，能降低脑卒中死亡风险 39%，减少心力衰竭危险 64%，降低总死亡危险 21%。随着社会的发展，人均寿命不断延长，作为一个日益增加的特殊群体，老老年高血压患者，降压是否有益、目标值是多少及如何选择药物是值得探讨的问题。

一、什么是老老年高血压

　　20 世纪以来，老年人口的比例呈持续、快速地增长趋势，这个趋势在 21 世纪将继续存在。全球 60 岁以上老年人的比例在 1950 年是 8%，在 2000 年为 10%，预测到 2020 年老年人口将达到 10 亿，而自 2020—2050 年的 30 年内，世界老年人口将在 10 亿的基础上再翻一番，其中增长最快的年龄组是 80 岁或以上的老老年组。1950—2000 年间，≥80 岁的老老年老人以平均每年 3.3% 的速度增长，大大超过 60 岁以上人口的平均速度（2.2%）。中国也有类似发展趋势，《中国人口老龄化发展趋势预测研究报告》指出，21 世纪的中国将是一个不可逆转的老龄化社会，≥80 岁的老老年老人是增长速度最快的一个群体，年平均增长速度高达 4.56%，到 2020 年，≥80 岁老年人口将达到

3 067 万，占老年总人口的 12.4%。因此，迫切需要关注这个数目庞大且健康问题研究十分不足的群体。弗雷明翰心脏研究中表明，年龄≥80 岁的老年人群中，只有 7% 的血压正常。

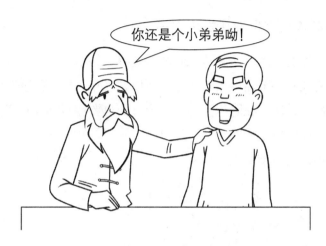

你还是个小弟弟呦！

　　2010 年的《中国高血压防治指南》中，未单独列出老老年高血压的诊断标准，而是与一般成人高血压的诊断相同。因此，根据上述指南，老老年高血压的诊断标准可以归纳为：① 年龄≥80 岁；② 连续 3 次非同日血压测定收缩压≥140 mmHg 和（或）舒张压≥90 mmHg；③ 假性高血压与继发性高血压除外。

二、老老年高血压的八大特征

❶ 症状不典型

　　老老年患者由于对持续高血压有较长期的适应，即使血压有明显波动，但临床可能仅表现为乏力、嗜睡、淡漠等神经精神症状。对老老年高血压患者勤测血压，加强血压监测十分必要。

❷ 体位性低血压发生率高

高龄老人因血压调节机制的不敏感，易出现体位变动时血压不能及时调节而发生低血压。所以，老年人体位的变动时动作要慢；其次，在降压药物的选择方面也要注意不要选择能引起体位性低血压的降压药，还要注意降压药物的剂量要从小剂量开始，缓慢增加剂量。

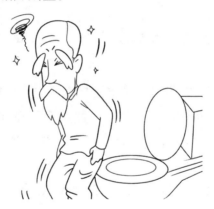

❸ 并发症不少

高龄老人本身就是心血管疾病危险因素，其伴随的危险因素如糖尿病、高脂血症、代谢综合征及吸烟、运动缺乏等也随年龄增长而增多。而且，老老年高血压患者血压升高的病史较长，其肝、肾等重要器官功能也多减退。所以老老年高血压患者更易出现心、脑、肾并发症，如左室肥厚、心绞痛、心肌梗死、心力衰竭、脑卒中、老年性痴呆、肾功能不全等，对其治疗必须全面干预危险因素，并兼顾合并疾患。

❹ 脉压差更大

脉压增大是反映动脉弹性差的指标。多项流行病学研究报道，50% 的老年高血压为收缩期高血压，而老老年高血压患者中的收缩期高血压比例更高。李艳芳等调查了 28 个军队干休所 >80 岁的老年人共 1 002 例，其中，高血压患者占 67.2%，而收缩期高血压占高血压患者的 67.6%。其主要原因可能是：老老年高血压患者的血流动力学特点是低心排出量和高外周血管阻力，心排出量比血压水平相同的年轻高血压患者约低 25%；随着年龄的增长，动脉血管壁中层出现玻璃样变，管壁增厚，动脉壁内胶原与弹力蛋白比例增加，导致动脉弹性减退，再加上血管中钙盐沉积，使动脉壁变得僵硬，致使动脉的顺应性下降，易形成收缩期高血压。老老年高血压患者长期血压高引起动脉僵硬，以及造成心脏扩大或主动脉瓣关闭不全亦可致脉压差增大。

❺ 致残率不低

高龄、高血压可协同加速各重要脏器的功能衰退，老老年高血压患者心血管疾病死亡率以及总死亡率显著高于同龄正常人，其中特别是收缩期高血压患者的病死率明显高于其他类型。

❻ 假性高血压发生率高

假性高血压是指袖带测压法测得的血压值高于经动脉穿刺

直接测得的血压值，主要是由于肱动脉过度硬化，难以被气囊压迫，使听诊法测得的血压明显高于同时用动脉内直接法测得值。临床工作中经常忽略假性高血压的存在，在进行药物降压时可发生低血压，易导致晕厥、跌倒等不良反应，因而在临床实际工作中对老老年高血压患者行初始治疗前，应结合患者的个体情况慎重地鉴别诊断，必要时进行 24 小时动态血压监测，避免过度治疗。

❼ 昼夜节律不明显

老老年高血压患者中血压昼夜节律常常减弱或消失，尤其是夜间血压不下降。夜间血压下降不足 10% 或下降超过 20%，心、脑、肾等靶器官损害的危险性均显著增加，这可能与老老年高血压患者的不良预后有关。

❽ 早晨血压高

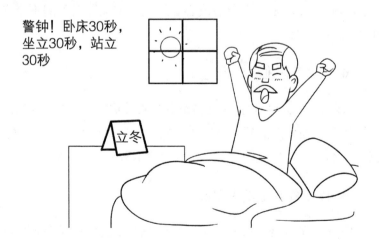

警钟！卧床30秒，坐立30秒，站立30秒

立冬

近 40% 的脑卒中患者及 30% 的冠心病患者发病在早晨起床及起床后的一段时间。而此时的血压也是一天中血压波动的第一个高峰（即"血压晨峰"），所以有人认为应把控制血压晨峰作为一个重点。很多老老年高血压患者一天的血压都控制得比较理想，唯独晨峰血压控制不良。对于血压晨峰比较明显的患者，应该强调按血压波动的规律结合所用降压药的特点给药。把长效降压药改为晚上睡前服用，绝大多数患者的晨峰血压能够得到控制。

三、老老年高血压患者的降压治疗

老老年高血压目前尚无根治方法，但大规模临床试验证明，收缩压下降 10~20 mmHg 或舒张压下降 5~6 mmHg，3~5 年心脑血管病死亡率与冠心病事件分别减少 38%、20% 和 16%，心力衰竭减少 50% 以上。降压治疗在高危患者中能获得更大的益处，例如老年单纯收缩期高血压、糖尿病和脑卒中患者。高血压患者发生心、脑血管并发症往往与高血压高度有密切关系，因此降压治疗血压应控制在目标值。另一方面，高血压常常与其他心、脑血管病的危险因素合并存在，例如肥胖、高胆固醇血症、糖尿病等，协同加重心血管危险，决定了治疗应该是综合性的。

❶ 改善生活行为

适用于所有高血压患者，包括使用降压药物的患者，任何时候开始调整，都不算晚。

（1）控制体重：尽量使体质指数（BMI）<25。对于老年人来说，不宜久坐看电视，一是会增加心脏负担，二是还可能诱发失智症，也就是阿尔茨海默症。

（2）口味不要重：每人每日食盐摄入量以不超过 6 克（一个啤酒瓶盖所盛的量）为宜。做菜时若不想放太多盐，可在出锅时再放，也可加些醋，提升鲜味。

（3）补充钙和钾：每人每日吃新鲜蔬菜 400~500 克，喝牛奶 500 毫升，补充钾 1 000 毫克和钙 400 毫克。

（4）每周三把坚果，每次 30 克左右，20~25 粒，患心脏病或者冠心病的几率会降低 50%。

（5）限制饮酒：饮酒量每日不可超过相当于 50 克乙醇的量。给大家一个现成的量：50°的白酒不超过 100 毫升，红酒不超过 400 毫升，啤酒 2 瓶正好。

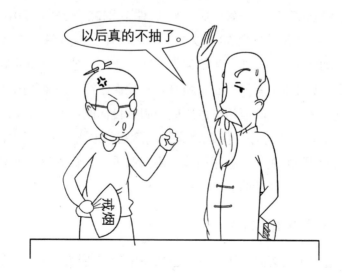

（6）控制吸烟：戒烟是降低吸烟对健康危害的唯一方法。科学家多年来的研究表明，吸烟会造成人体多系统的损害，从口腔、咽喉、气管、到肺、心乃至全身，都是"受害者"。因此，在任何年龄戒烟均可获益，早戒比晚戒好、戒比不戒好、戒烟时间越长、健康收益越大。

❷ 血压控制目标

原则上应将血压降到患者能最大耐受的水平，目前一般主张血压控制目标至少<140/90 mmHg。糖尿病或慢性肾脏病合并高血压患者，血压控制目标值<130/80 mmHg。根据临床上已有的证据，老年收缩期高血压的降压目标水平，收缩压 140~150 mmHg，舒张压<90 mmHg，但不低于 65~70 mmHg，考虑舒张压降的太低可能抵消收缩压下降得到的好处。有研究建议将目标血压值控制在收缩压<150 mmHg，舒张压<80 mmHg。

第23章

难治性高血压

——降血压，难难难

所谓难治性高血压，顾名思义，就是很难控制的高血压。他和普通的高血压有什么不一样？我们可以这样理解，如果说普通高血压是行驶在茫茫大海中的一艘军舰，风险可控，那么难治性高血压就像是颠簸在风浪中的小船，颤颤巍巍地前行着，遇上稍大些的风浪则会翻船。我国现有高血压患者约 3.3 亿人，其中难治性高血压患者占高血压患者的 5%~30%，也就是说有 5 000 万 ~6 000 万的难治性高血压患者。当然有些所谓的"难治"是假性的，比如，① 血压测量技术问题：袖带太窄，导致测出的血压偏高；② 降压药服用较随意：种类、剂量、服药时间不够；③ 白大衣高血压：在医生诊室测量血压时血压升高，但在家中自测血压或 24 小时动态血压监测时血压正常；④ 生活因素：需要较大的降压药量的肥胖者及高盐摄入的盐敏感患者等。

一、难治性高血压有什么危害

总结起来就是，更容易伤心、伤脑、伤肾、伤眼睛。可谓是一箭四雕，害人于无形之中。

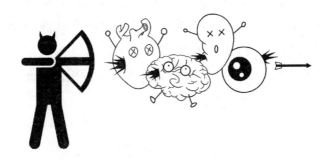

伤害一：心

难治性高血压和高血压性心脏病也是"好基友"。此类高血压会让动脉压持续性升高，导致心脏克服阻力的力量过大，增加心脏负担，让心脏越来越肥厚。就像运动员，反复、剧烈的锻炼会让肌肉特别发达，异于常人一样。随着高血压的变本加厉，心脏继续扩张，心肌越来越"发达"，最后心绞痛、心肌梗死随之而来，"成功"害死自己！

伤害二：脑

难治性高血压能加速大脑血管硬化，使血管壁变脆，容易破裂。当患者一时激动或过度兴奋，如愤怒、突发事件、剧烈运动等，此类高血压就能使血压急骤升高，脑血管破裂出血，也就是发生脑卒中。此外，如果看到有人突然昏倒、不省人事、口眼歪斜、言语不利以及半身不遂等，多半是难治性高血压控制不佳者。难治性高血压还会引起脑动脉粥样硬化，使管腔狭窄，甚至堵塞，脑部小动脉硬化及血栓形成可致脑腔隙性梗死，也就是我们平常说的"中风"。

伤害三：肾

难治性高血压还会诱发尿毒症。高血压与肾病有着密切而复杂的关系，两者可相互影响。特别是难治性高血压，一方面，会引起肾脏损害，肾脏入球小动脉及小叶间动脉发生增殖性内膜炎及纤维样坏死，可迅速发展为肾衰竭；另一方面肾脏损害反过来会让血压加速升高，形成恶性循环！

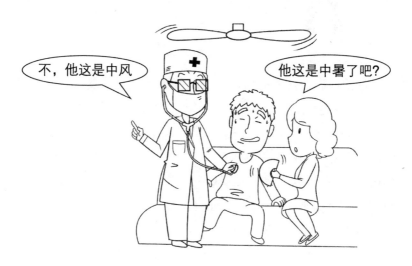

伤害四：眼

这里的眼，主要指的是眼底的损坏。如果把眼睛比喻成相机，那么我们的眼底就像是感光元件。而难治性高血压较普通高血压更容易造成相机感光元件的损坏，进而出现无法成像的严重后果。这里感光元件故障指的是：血——视网膜屏障破坏、血浆渗漏、血管渗出，产生视网膜水肿、出血、缺血或渗出等病变，严重者可出现视网膜脱离，甚至失明，这样的案例在临床上不胜枚举。

所以，难治性高血压有"高、伤、难"（高血压、高伤害、高难治度）的特点，患者更有"盐、胖、焦"（高盐、肥胖、焦虑）的生活习惯。高盐饮食的、又肥又胖的、不爱运动的、大量抽烟喝酒的、精神焦虑紧张的人更容易受到难治性高血压的青睐。

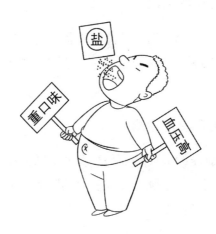

二、如何判定患上了难治性高血压

难治性高血压指正在改善生活方式的基础上，应用足量且合理联合的 3 种降压药物（包括利尿剂）至少治疗 4 周后，血压仍在参考范围之上（＞140/90 mmHg），或至少需要 4 种药物才能使血压达标。判定高血压不仅仅是依靠血压测量，做好心、脑、肾、眼的监测是防控难治性高血压关键。有以下几个办法可以参考。

❶ 超声心动图检查

心脏超声可以显示长期难治性高血压对心脏的损坏。例如，发现左心室肥大，左心房和主动脉扩大。对于有症状的患者，左心室舒张或者收缩功能也会出现异常。

❷ 肾功能和尿蛋白

难治性高血压诱发的肾功能损害程度可通过肾功能评估和测定尿蛋白来判断。如果怀疑盐负荷过重，应该检查 24 小时尿钠的分泌。

❸ 动脉粥样硬化检测

难治性高血压的最大特征是全身的动脉粥样硬化，体格检查中要做好眼底、颈动脉、腹部、股动脉血管杂音的检查，必要时进行血管造影检查。

三、得了难治性高血压应该怎么处理

❶ 改善生活方式是对付难治性高血压最有效的措施

首先是减肥，有氧运动。美国心脏协会在 2010 年就曾经提出，每周不少于 150 分钟的中等强度运动或 75 分钟的高强度运动，能够保护心脏。有氧运动不是遛狗那么简单，对于高血压肥胖患者，最好出去快走或者慢跑。能站着就不坐，能走着就不站。

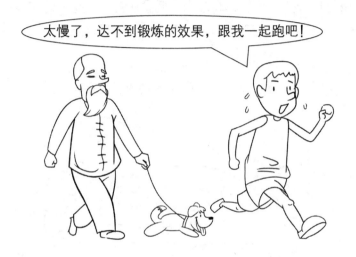

　　其次是戒烟，并远离二手烟。从放下香烟的那一刻起，您的身体就开始自动修复了，20 分钟后，心率正常；2 小时之后，心率和血压都恢复正常；戒烟 12 小时后，您会感受到身体正在清除尼古丁，此时反应大，最难受；3 天之后，尼古丁清除量达到顶峰，这时候会感到头痛、恶心。

　　还有，就是每日都多一些开心、少一些烦恼，减轻精神压力，保持心理平衡。特别是男性，工作压力大时，遇到妻子的支持，其收缩压可平均下降 2.5 mmHg。心态平和，遇事不急躁。坏情绪是心脏大敌，有难治性高血压的人更不能着急、上火，否则容易诱发急性心脏病。

最后，成年人每日要保证 7 小时的睡眠，晚上睡眠不足的人，中午最好睡个午觉，这对控制血压有好处。中年人每晚多睡 1 小时可以使心血管危险下降 33%。睡眠不足会导致人体内应急激素分泌的增加，进而导致动脉炎症几率增加，最终导致血压升高。另外，高纤维、低脂饮食，限盐，建议食盐量＜6 克 / 天（一啤酒瓶盖）对难治性高血压亦有好处。

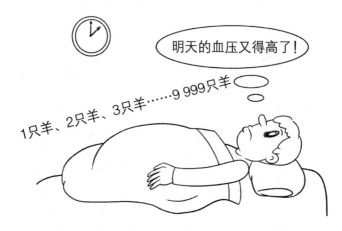

② 如果以上都做到了，但血压仍没办法控制，那就应该尝试药物治疗

首先，为什么有些人服用了很多种降压药，但却不管用，难道个个都是难治性高血压吗？其实不然，很多控制不好血压的患者一定要看看吃的药是否过期，反省有没有按时按量吃药，查查自己的肠胃消化是不是有问题，还有是不是服用了干扰血压的药物，如阿司匹林、减肥药、避孕药、天然甘草、中药（麻黄）等。要对付难治性高血压，这些都是前提。

目前，针对难治性高血压的用药治疗主要是三联联合方案，血压仍不能达标时可以考虑加第四种降压药。若血压仍不能达标时，只能用第五种，也就是最后一种，中枢神经抑制降压药物。当然，药物并不是万能的，再好的药都有不良反应，在规范药物治疗干预后，血压仍不能达标者，还有一个法宝，叫器械治疗。例如，经皮导管肾交感神经消融、颈动脉压力感受器起搏治疗、持续气道正压呼吸等治疗。然而必须提醒，药物治疗及射频消融术治疗具有很强的专业性，"药不能乱吃，手术不能乱做"，必须到心血管科咨询专业的心血管医生。

第 24 章

高血压的危害

——一封我的"自白书"

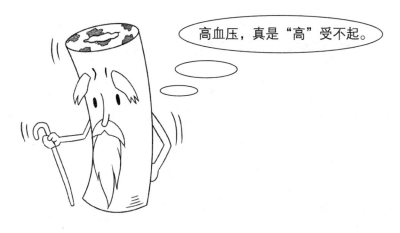

高血压，真是"高"受不起。

大家好，我姓"高"，大名"血压"，全名是"高血压"，还有个时尚的洋名叫 Hypertension。若论出身，我所属的"三高家族"曾经是有钱人的象征，也算个高富帅。当年条件差的人还没机会得上这个"富贵病"。可惜，风水轮流转，转到现代社会，却落了个臭名昭著，背负上了"伤心、伤脑、伤肾、伤血管、伤眼睛"的罪名。现在的我可是"过街老鼠，人人喊打"！全国有同伴 3.3 亿，妥妥的大户，那么我到底做了哪些坏事呢？

罪状一：损伤血管

我引起的血管病理改变初期主要是全身细小动脉痉挛的功能改变，逐渐发展下去导致小动脉血管内膜下玻璃样变、小动脉血管管腔变狭窄，最后发生血管壁纤维的坏死，产生动脉硬化使许多脏器的血液供应量减少而发生病变，其中尤以心、脑、肾的损害为重。有人曾经做过 312 例住院的原发性高血压患者经 15~18 年长期随访，由于心、脑、肾并发症死亡 97 例，占全部死因的 74.6%。而在 596 例老年人高血压前瞻性 27 个月随访观察研究中，心、脑血管病累积发生率为 68.97%，脑血管病累积发生率为 36.91%。研究表明，我越高，产生的并发症的发生率也越高。上海市宝山区 15 岁以上 5 456 人关于血压与脑卒中发病关系的研究表明，在随访的 9 年内，有我的患者发生脑血管病约占整个人群脑血管病发生人数的 70%，其中确诊高血压患脑血管病的相对危险性是正常血压者的 32 倍，临界高血压也高达 9 倍。我对人体血管的这种损伤是经过十几年，甚至几十年缓慢发展才形成的，起初往往没有症状，不能引起人们的重视。等出现症状了，就已经很严重了，这种严重的动脉硬化很难逆转。

罪状二：损伤心脏

心脏像泵一样，血压是靠心脏舒张收缩，将血打到血管里后，推动血液在血管里流动，产生的压力形成的。我在早期不会对心脏有啥影响，但是长期动脉压力增加，特别是舒张压升高，导致左室射血时负荷加重，逐渐发生左心室代偿性肥厚，心肌肥厚可以导致心律失常、早搏等，就会让人感到心慌，心跳，进而发展导致心脏扩大，最终导致心力衰竭。有我的人可感到乏力腿肿，劳累后出现心慌气短，甚至稍有活动则气喘心慌。高年资的我常有心脏的冠状动脉粥样硬化和微血管病变狭窄，致心肌缺血而发生心绞痛，或血管堵塞而发生心肌梗死，常常是猝死的原因。

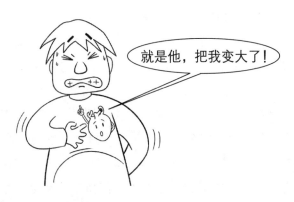

罪状三：损伤大脑

我发作起来，影响可不一般，脑溢血、脑血栓、脑梗死、短暂性脑缺血发作都有可能发生。脑血管意外又称脑卒中，其病势凶猛，且致死率极高。即使不致死，大多数也会致残，是急性脑血管病中最凶猛的一种。我越高，血管里的压力就越大，脑卒中的发生率也就更高。有我的人脑动脉如果硬化到一定程度时，再加上一时的激动或过度兴奋，如愤怒、突发事件、剧烈运动等，会使血压急骤升高，脑血管破裂出血，血液便溢入血管周围的脑组织，患者也就立即昏迷。

罪状四：损伤肾脏

肾脏的主要功能是滤除人体内有毒的废物和调节体内渗透

压，我会使人的肾功能逐步减退，表现为血肌酐、血尿素、血尿酸等上升，以及蛋白尿、血尿和水肿。肾功能减退时，可引起夜尿，多尿，尿中含蛋白、管型及红细胞，尿浓缩功能低下，酚红排泄及尿素廓清障碍。出现氮质血症及尿毒症。随着血压的增高及肾动脉硬化的逐渐加重，可出现肾功能衰竭。

罪状五：损伤眼睛

临床实践表明，在我发生的早期，眼底检查大都是正常的，而当我发展到一定程度时，视网膜动脉可出现痉挛性收缩，动脉管径狭窄，中心反射变窄。随着病情的进展，视网膜可出现出血、渗出、水肿，严重时出现视神经乳头水肿。长此以往，这些渗出物质就沉积于视网膜上，眼底出现放射状蜡样小黄点，此时可引起患者的视觉障碍，如视物不清、视物变形或变小等。

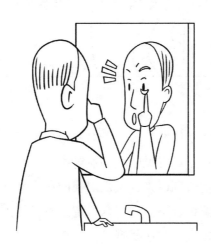

罪状六：损伤夫妻生活

性生活既是一种消耗能量的"体力活"，同时也是包含兴奋和紧张的情感活动。男女双方进行性生活时，我的变化在所难免。尤其在性高潮期时，男性收缩压升高 20~80 mmHg，舒张压升高 20~60 mmHg；女性收缩压升高 20~60 mmHg；舒张压升高 10~20 mmHg。因此，性高潮时所带来的冲动，对神经系统和心、肺都是很大的负担。对于我来说，由于平时基础血压较高，性生活时血压上升会更高，可增加心脏负担。尤其是老年患者伴有冠心病或心功能不全者，血压的骤升，有可能会导致心脑血管破裂，发生血管撕裂等意外情况。

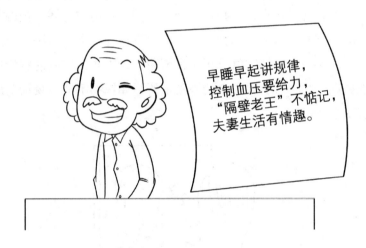

早睡早起讲规律，
控制血压要给力，
"隔壁老王"不惦记，
夫妻生活有情趣。

　　总之，我就是任性！今天若对我置之不理，就让你见识我的厉害！尽管我是最常见的心脑血管疾病，且其发病率和死亡率日趋增高，但长期以来，人们对我的危害性仍缺乏足够的认识，自我保健意识也不强。因此，定期测量我十分必要，即使血压正常的人也应该关注我哦。

第 25 章

高血压与心脏病

——我有点"伤心"

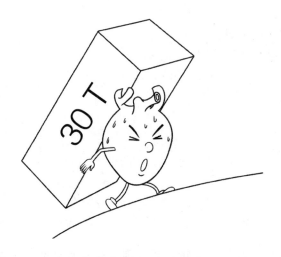

　　心脏对于人的重要性，就好比发动机和汽车的关系。人缺胳膊少腿甚至脑死亡，只要心脏还在跳动，从伦理上可以认为还"活着"，汽车少个轮胎、缺个天窗和大灯也照样能开，可是一旦没了发动机，就不能称之为汽车了，最多也只能算个模型。人也一样，只要心脏不跳动了且无自主性呼吸运动，传统上就认为人去世了。确实，人体的心脏虽然只有 350 克，大约也就一个拳头大小，可却为其 200 倍重的人体源源不断地提供血液和养分。有人做过计算，心脏一辈子做的功，相当于将 30 吨的重物从海平面举到喜马拉雅山顶。确实，心脏勤勤恳恳，一辈子从不停歇，而高血压这个令人"伤心"的家伙一出现，就让坚强而又脆弱的心脏陷入了危险的境地。据统计，中国 50% 的心脏病发生与高血压相关，每年有 150 万人由于血压升高而过早死亡。高血压、高血脂、高血糖、肥胖和生活不规律是"伤心"的重要原因，而高血压则是罪魁祸首。

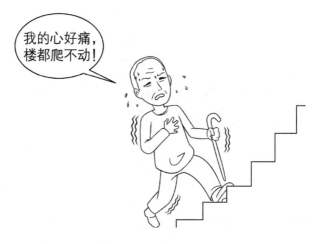

高血压对心脏的影响主要表现在结构和功能两个方面的改变，长期的血压增高可导致左房增大、左室肥厚以及冠状动脉血管病变，在临床上常表现为心律失常、充血性心力衰竭、冠心病三大类。血压降不下来，心脏就要克服更大的阻力，加倍地用力才能将血液输送至全身各处。日久天长，沉重的负担使心脏苦不堪言，严重时心脏还会有气无力——出现心力衰竭。

分享一个案例：许先生今年 47 岁，10 年前，他被查出患有高血压，但是没有什么症状，他觉得自己年轻力壮，所以也没怎么上心，而且也没吃药，在 2 个月之前他就开始心慌和气短，特别是在运动或者是走路的时候，就更加心慌了。到医院一查，大夫跟他说，他的心脏比正常人大了近 1 倍，而且诊断是出现了心力衰竭，你想 47 岁，身体挺好，平时没什么事，怎么一下就心力衰竭了呢？

其实，许先生发现高血压已经是 10 年前的事了，也就是说他 37 岁的时候已经发现有高血压了，但是他没有重视，知道自己有高血压，而没有去控制高血压，随着时间的不断延长，心脏负荷就会明显增加。举个例子，如果拿一个哑铃来锻炼上肢的肌肉，肌肉会变得非常强壮。而且一天中锻炼 30 分钟足矣，但如果是一个 10 年间血压都非常高的高血压患者，那他的心脏就需要不断地加强收缩力量，去把血射到全身，抵抗血压的压力，必然是长期处于超负荷状态，时间一长太累了，工作的能力就下降了。正常人跑一跑、爬个楼梯，最多出现心跳快，不会导致憋气、胸闷不适，但是许先生的心脏已经"垂垂老矣"，缺乏代偿能力，稍大些的活动量，四肢、心肺的血液就供不上了。最后就会出现喘憋、心慌、大汗这些症状，实际上也就是出现了心功能不全。

此外，高血压还会损伤心脏血管内层光滑的血管壁，使其变得毛糙、血管壁有裂隙和凹凸不平，坏胆固醇被吞噬细胞吞噬氧化后进入这些缝隙中，促进动脉粥样硬化斑块形成，使得我们心脏的血管越来越狭窄。长期高血压还会使心脏的血管壁张力持续增大，引起血管内膜损伤，导致循环血液中的血小板、白细胞聚集，脂质沉积和中层平滑肌细胞增生，而形成动脉粥样斑块。由于高血压患者血管内皮功能紊乱，当血流异常时，可使血管收缩，血栓形成，增加患者缺血性心血管事件的发生，此外高血压使交感神经系统功能亢进、胰岛素抵抗等也参与冠状动脉粥样硬化的发生和发展。临床上表现为心绞痛、心肌梗死和冠心病猝死等。

高血压时左心室收缩压上升，心肌张力增加，心肌需氧量随之增加。合并冠状动脉粥样硬化时，心脏的血管血流量比较固定，因此心绞痛可因血压的变化而发作。心绞痛发作时患者由于疼痛、紧张、恐惧等刺激，往往会有儿茶酚胺或其他应激激素的释放，从而加重血压增高的幅度，形成恶性循环。高血压患者心肌梗死的发生率比正常血压者高2倍。

所以，在高血压早期，心脏没有明显的临床表现，像前文提到的许先生在头5年就没有什么太多的表现，但是随着时间的推移，心脏的工作能力逐渐地下降。其实，在临床上遇到心功能不好的患者我们会问，现在爬五楼喘吗？很多人都说，自己几年前爬楼没有问题，但现在爬到二楼、三楼的时候就要休息一下了，因为喘了、憋了。有些人现在爬一楼就要休息了，甚至于进入所谓的心力衰竭的晚期，人即使不活动也会有喘憋的症状，所以随着高血压病程的延长，心功能会不断受损，临床表现也逐渐加重。因此，防治高血压心脏病发生与发展应在早期对无症状心功能减退者进行合理用药，这对心脏病变在早期得到控制与逆转是非常重要的。

如何预防及治疗高血压引起的心脏病呢？既然高血压是基础病因，因此为了防止由高血压引起的心律失常、冠心病、心力衰竭等心脏病，应该从改善生活方式、控制血压做起。

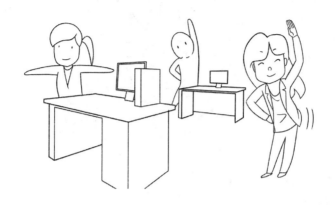

　　首先，高血压患者的心脏渴望劳逸结合。如果心脏超负荷工作超过 11 小时，患病风险会增加 67%。熬夜工作和上网还会让心肌缺血、缺氧，发生心肌梗死的风险会更高。特别是高血压患者，心脏负担原本就比一般人大，也许为了多玩一会儿手机，也许为了完成工作而加班，也许为了和难得一聚的好友多打几圈牌，但脆弱的心脏却再也经不起如此折腾了。

　　其次，高血压患者的心脏需要淡定。人的情绪对血压也有重要影响，经常生气会对心血管健康产生负面影响。怒发冲冠的蔺相如，肾上腺素水平增高，肌肉中血流量超出平常，毛毛直立肌肉收缩，场面很霸气。可是身体内血液就这么多，此消彼长，心脏供血量就会减少，对于高血压患者容易引发心肌缺血、心律不齐、气促甚至猝死。

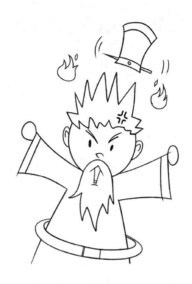

再次，高血压患者的心脏需要远离烟草。研究估计，每吸一支烟，预期寿命减少 10.7 分钟。吸烟制造出来的污染，比雾霾严重多了。烟雾中主要成分为一氧化碳（CO），这可是要命的化学物质，特别是对于高血压患者，CO 会抢走血液内的氧气，让组织缺氧。随着心脏工作负荷的增大，一两个月无妨，可三五载下来，脆弱的心脏就受不了了，由于长期的"缺氧"，心脏逐渐变大、无力。

还有，高血压患者的心脏需要远离酒精。长期、大量的饮酒，对高血压患者来说，简直是灾难。心脏在酒精的反复刺激下会"醉"——出现中毒性心肌病，也就是出现心肌力量减弱，不能有效泵血，影响全身器官功能。所以，如果您不能控制饮酒量，最好戒了吧，避免"酒驾"，害自己害家人。此外，由于酒精的热量很高，过量饮酒还会导致热量过甚，进而出现啤酒肚、将军肚等向心性肥胖。体重超标又会反过来加剧

酗酒者和烟民都是心脏病的高危人群

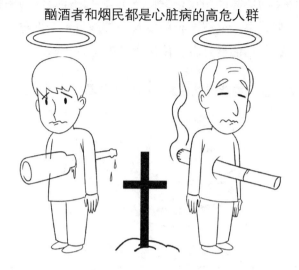

心脏的负担。

最后，高血压患者的心脏需要健康饮食，高胆固醇、高三酰甘油及高磷脂饮食虽然美味，却不知不觉侵蚀着心脏的健康。人身体内的胆固醇也有"好坏"之分，低密度脂蛋白危害较大，而高密度脂蛋白却保护心脏的血管。而我们的饮食结构中，不饱和脂肪酸可使胆固醇酯化，降低血中坏胆固醇和三酰甘油。相反，饱和脂肪酸就像"炸弹"，增加血中坏胆固醇，威胁心脏健康。事实上，所有的动物油的主要脂肪酸都是饱和脂肪酸，鱼油除外。所以，那些"无肉不欢"的吃货，若恰好有高血压，为了保护心脏，还是少吃烤肉、汉堡和烤鸭吧。还有，控制钠盐的摄入量。世界卫生组织推荐高血压患者钠盐摄入量为<5 克 / 天，相当于一个啤酒瓶盖的盐量。生活上注意尽可能减少烹调用盐，建议使用可定量的盐勺；减少味精、酱

油等含钠盐的调味品用量；少食或不食含钠盐量较高的各类加工食品，如咸菜、火腿、香肠以及各类炒货；增加蔬菜和水果的摄入量；肾功能良好者，使用含钾的烹调用盐。

人这一生大约能吃九吨左右的食物，暴饮暴食耗尽生命

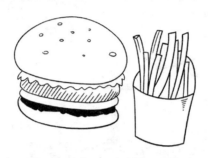

当然，保护心脏最重要的办法就是严格、长期、有效地控制血压。普通高血压患者的血压降至 140/90 mmHg 以下，老年人的收缩压降至 150 mmHg 以下，有糖尿病或肾病的高血压患者的血压降至 130/80 mmHg 以下。国内外抗高血压临床试验表明，降低高血压患者的血压水平，可减少 15% 冠心病发生危险，减少 30% 心力衰竭发生危险。降压治疗可延缓或逆转左室肥厚、改善冠脉情况、减轻心脏的负荷，预防和延缓心力衰竭的发生。

第 26 章

高血压与脑卒中

——真让人"伤脑筋"

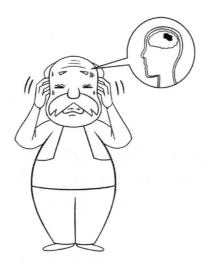

　　无论是收缩压还是舒张压的升高，都与脑血管疾病的发生、发展和死亡有着十分密切的关系。最让人"伤脑筋"的疾病就是高血压。在中国人群中，收缩压≥140 mmHg 和舒张压≥90 mmHg 的高血压患者发生脑卒中的危险性更高。所谓脑卒中，也就是"脑血管意外"，中医学称之为"中风"，指因脑血管阻塞或破裂引起的脑血流循环障碍和脑组织功能或结构损害的疾病，可以分为缺血性脑卒中和出血性脑卒中两大类。缺血性脑卒中，俗称"脑梗死"，主要包括脑血栓形成和脑栓塞两种。脑血栓形成是由于动脉狭窄，管腔内逐渐形成血栓而最终阻塞动脉所致；脑栓塞是由于血栓脱落或其他栓子进入血流中阻塞脑动脉所引起。

笔者在体检中遇到过一位张师傅，50多岁，身体很好，平时很少生病。今年上半年突然有一天，他自觉半身麻痹、口齿不清、头晕。过了几分钟，一切又好转如初，他并没放在心上。不久后，这种情况再次出现。过了几周，当这种情况第三次发生时，张师傅赶紧到医院神经内科就诊。医生告诉他，这是脑卒中的症状，他和家人都吓了一跳。经检查，张师傅患有高血压，但自己一直不知道。他平时喜欢吸烟，喝点小酒。磁共振查下来大脑动脉血管已经出现了狭窄，若得不到及时治疗，很可能因缺血造成"脑梗"，这才引起了老张的重视。经过几个月的药物治疗，张师傅的病情终于稳定了下来。

原来，张师傅就是患上了高血压，继而出现了脑卒中等突发状况。不论是缺血性脑卒中还是出血性脑卒中，都会造成不同范围、不同程度的脑组织损害，因而会产生多种多样的神经症状，严重的还会危及生命，治愈后很多患者会留有后遗症。还好张师傅运气不错，在发生脑部血管意外前，大脑提前释放了口齿不清、半身麻痹等"信号"，所以有机会避免了大麻烦。

临床研究已经证实，高血压是导致脑卒中发生的最重要的危险因素。脑卒中的危险因素可以分为两大类：一类称之为不可控制的危险因素，包括年龄、性别、种族、家族遗传史等，上述因素我们无法控制。另一类称之为可控制的危险因素，包括高血压、高血脂、糖尿病、心脏病、吸烟、酗酒、不良的饮食习惯和缺乏运动等。回顾脑卒中患者的病史可以发现，在中国，约 80% 的脑出血患者和 70% 的脑梗死患者都有高血压史。高血压患者发生脑卒中的机率比血压正常者要高出 3~5 倍。美国高血压患者脑梗死的发病率是正常人的 2~3 倍。日本是世界上脑血管病发病率最高的国家，高血压患者患脑血管病者是正常人的 13.1 倍。同时，研究中还发现，无论是收缩压还是舒张压升高，对脑血管病的危险性都很大。收缩压>150 mmHg 者，发生脑血管病的相对危险性是收缩压≤150 mmHg 者的 28.8 倍。而舒张压>90 mmHg 者，是舒张压≤90 mmHg 者的 19 倍。这些都充分说明了，高血压是脑血管病的首要危险因素。同时大量临床研究证实，只要长期坚持有效控制血压，就

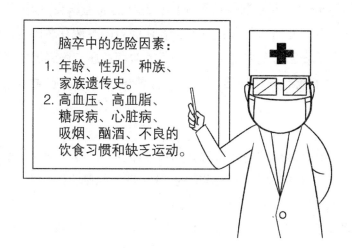

脑卒中的危险因素：
1. 年龄、性别、种族、家族遗传史。
2. 高血压、高血脂、糖尿病、心脏病、吸烟、酗酒、不良的饮食习惯和缺乏运动。

可以显著减少脑卒中的发生。例如，降压治疗 2~3 年，可使脑卒中发生率和死亡率减少 39% 左右。

高血压引起脑血管病的机制，主要是由于加速脑动脉硬化所引起的。由于长期的高血压，可导致小动脉管壁发生病变，管腔变硬，内膜增厚，当脑血管管腔狭窄或闭塞时，可使脑组织缺血、缺氧而发生脑血栓形成。高血压还可引起细小动脉壁变性和坏死，进而形成微小动脉瘤，当血压骤升时，可使这种已经变硬脆弱的血管破裂出血，发生脑出血。那些年龄超过 55 岁、高血压控制较差的吸烟人群极易出现自发性脑出血。

因此，有效地控制血压是降低脑血管病的发病率和死亡率的关键。目前，降压药物的种类有很多，包括钙离子拮抗剂、ACEI 类、利尿剂、β 受体阻滞剂等。虽然可供选择的降压药越来越多，但是中国高血压的发病率却呈逐年上升趋势。最重要的原因是高血压患者在降压治疗中一直存在着很大的误区，没有降到并长期控制在目标血压：有些患者血压高时就服药，血压一降至正常就停药；有些患者认为自己虽然有高血压，但没有什么不舒服的感觉，所以用不着服药；还有些患者由于工作忙而不能有规律地服药。以上各种情况都会造成血压忽高忽低或血压持续升高，致使脑血管受到损伤，导致脑卒中的发生。

那么，如何快速地自我识别和预防脑卒中呢？美国辛辛那提大学建立的最为简单易记的"FAST"原则：F、A、S、T 分别代表四个单词：Face，Arm，Speech，Time。Face 是看患者有无面部不对称，俗称口角歪斜、口眼歪斜等；Arm 是指患者有无上肢力弱，是否可以双上肢平举；Speech 是了解患者是否可以流利、清晰地说话，有无语言功能障碍；Time 是指脑卒中患者如能在 3 小时内得到及时救治，大脑受损的几率就会降低。

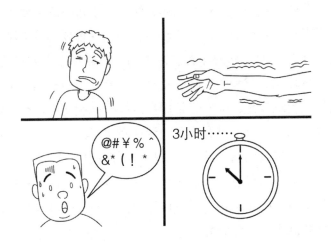

3小时……

　　预防脑卒中，首要的是降血压。除了按照医嘱定时服药、切勿自行减药、停药外，饮食是一个特别重要的方面。特别是伴有脑卒中者，应做到控制食量、低脂、限盐和高钾。

　　首先要注意控制食量。《中国居民膳食指南》第 6 条明确提出："食不过量，天天运动，保持健康体重"。对于高血压患者，尤其应当注意。总的原则是保持能量代谢的平衡、轻度负平衡，体胖和超重者，更应注意降低热量。每餐最好维持八分饱，决不可暴饮暴食。中老年人对糖的耐受力差，宜低糖饮食。生活中有几个小窍门与大家分享：定时定量进餐，不要吃得太快；不论在家或是在外就餐，都提倡分餐制；不要完全吃饱，更不能吃撑，最好在感觉还欠几口的时候就放下筷子。

　　其次，是低脂、降脂食品。除了限制脂肪摄入量，高血压患者不宜吃荤油、肥肉、油炸、油煎食物，还应尽量少吃动物内脏，减少炒菜油的用量。经常吃些有降脂降胆固醇、抗血小板聚集、抗凝作用的食品，对预防脑卒中的发生意义重大。如小米、荞麦、燕麦、山楂、海藻、海带、甲鱼、蜂王浆、芝麻油、玉米油、米糠油等都是比较适宜的。这里要推荐3种降脂食物，那就是泡红酒的洋葱、冲牛奶的燕麦和蒸着吃的山药。洋葱含有环蒜氨酸和硫氨酸等化合物，有助于血栓的溶解。外国人特别爱吃洋葱，他们经常用洋葱搭配高脂肪、高热量的食物，以解油腻。燕麦具有降胆固醇和降血脂的作用，这是由于燕麦中含有丰富的膳食纤维，这种可溶性的燕麦纤维在其他谷物中找不到。山药有"神仙之食"的美誉，其黏液蛋白能预防心血管系统的脂肪沉积，保持血管弹性，防止动脉硬化；减少皮下脂肪沉积，避免肥胖。

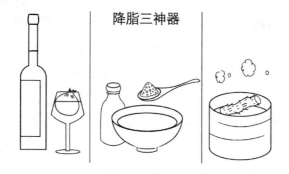

降脂三神器

还有，就是要限制钠盐的摄入。为了预防脑卒中，高血压患者每日摄入的总盐量限制在3克以内为宜，相当于半个啤酒瓶空盖装平食盐的量。生活中特别要当心那些"看不见"的盐，很多人都对《舌尖上的中国》中介绍的绍兴酱园记忆犹新，那一排排的酱缸和浓稠厚重的酱着实震撼人心。这就是我们"中国的酱"，奠定了我们餐桌上味道的基础。但是在传统工艺下，酱能够持久留香，离不开盐的防腐抗菌和调味作用，所以酱或者酱油等调味品的含盐量非常高，100 克黄酱相当于 15 克食盐，100 克酱油相当于 15~20 克食盐。除大豆酱以外，味精、鸡精、蚝油、番茄酱、沙拉酱、辣椒酱、韭菜花、腐乳等都含有盐，这都是"看不见"的盐最常见的藏身之所，做菜时如果放了以上这些调味品就要减少食盐的量。值得一提的是我们平时没有注意的挂面，虽然是没有味道的主食，但在制作过程中，为了面条更有筋道，也常常加入盐，所以食用时应注意用盐量，以免超标。

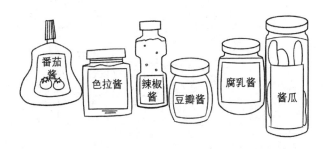

最后，就是多食用含钾的食物。钾与钠是一对绕不开的难兄难弟，分别分布在细胞内外，通过相互制约来维持人体细胞的渗透压平衡。所以摄入足量的钾可以促进人体排出更多的钠——在血压的稳定中扮演着重要角色，而"低钠高钾"有助于心血管健康。有学者调查发现，发达国家人群大鱼大肉的饮食呈现"高钠低钾"的特点，钾：钠<0.4，相应的高血压、脑卒中患病率显著升高。由于钾在人体代谢中的特点是"多吃

多排，不吃也排"，所以为了预防脑卒中，高血压患者必须在减少钠的摄入同时，人为地增加钾的摄入量。换言之，我们要多吃新鲜的蔬菜、水果，品种越丰富越好，尤其是芹菜、苦瓜、菠菜、苋菜、油菜等蔬菜，以及枣、石榴、香蕉等水果，少吃咸菜和其他口味重的食品。因为"低钠盐"就是"高钾盐"，身边长期盛传着"低钠盐"是"要命盐"的说法，它们的口味比一般咸盐要淡一些（1/3 的氯化钠换成了氯化钾）。有报道称急诊科高钾血症患者扎堆，主要就是吃低钠盐引起的。这种说法是严重错误的，因为钾的特点是"多吃多排，不吃也排"，所以就高血压易发脑卒中的患者，"低钠盐"不是"要命盐"而是"长命盐"！

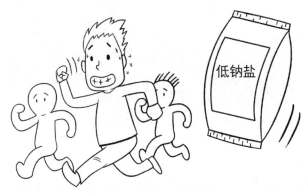

第27章

高血压与肾脏病

——哎，感觉"身体"被掏空

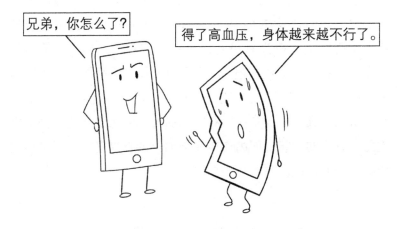

兄弟，你怎么了？

得了高血压，身体越来越不行了。

　　高血压不但会引起心脏病和脑卒中，也常常会引起肾脏病。那么，人体的肾脏是用来做什么的呢？简单地说，肾脏就是人体的"多功能调节器"。就像汽车内的变速箱，协调发动机的工作状态一样，肾脏负责调节体内血压、排尿功能和产生各种激素，确保我们的心脏能够将动力平稳输出到人体的各个部位。人类通过生成尿液来排泄身体内的废物，而尿液是由肾脏内的血液通过压力压出来的。因此，别看那拳头大小的一对肾脏，它的功能十分强大，维持着人体血压的稳定，但也是最容易受到血压伤害的器官。截至目前，人类还无法仿制出同等体积、同功能的器官，新闻上常有人花巨资换肾，甚至不惜犯罪去"偷肾"的事件报道。所以，我们必须要呵护好它，特别是高血压的患者，更要加倍珍惜和爱护肾脏。

根据上海瑞金医院肾脏病研究所开展的上海社区流行病学调查显示，高血压为慢性肾脏病的重要危险因素，慢性肾脏病患者中高血压的发病率为49.8%，治疗率仅为49.4%。而中华医学会2016年发布的数据显示，目前中国成年人慢性肾脏病的患者总数高达1.2亿人，即每10人里就有一人患有肾脏病。某牌肾宝大概没有想到，他家产品的广告词"是不是肾透支了？感觉身体被掏空"，后来因为一首唱给加班白领们的歌，又火了一把……在专家看来，后半句涉及的人群可不只是加班的白领们，更是血压有问题的人，因为肾功能受损会出现血压升高的症状，而高血压又会加重肾脏损害，两者是相互影响、相互促进的一对"小恶魔"！

一、肾脏疾病是高血压的重要发病原因

高血压有原发性和继发性两种。继发性高血压有多种原因，如内分泌异常、神经系统异常、应激性、吃了毒物或药物等。而肾脏疾病引起的高血压是继发性高血压中最常见的。肾脏疾病引起高血压的原因和机制有很多，人们对其机制的解释

一般有两种：一是肾素分泌增加，造成血管收缩；二是水钠潴留造成血容量过多。前面谈了高血压是肾脏疾病的病因，它常常是引起尿毒症的一个重要原因。反过来，肾脏疾病也是高血压的重要病因，它们两者是互为因果的。肾素是肾脏独有的，只有肾脏能分泌它。它主要的作用是让血管收缩，血管一收缩血压就升高了。肾脏发生疾病时，比如肾脏缺氧、肾脏炎症、肾脏瘢痕化等，都会造成肾素分泌增加。水钠潴留也是，肾脏担任了体内的"环保卫士"，多余的代谢产物和水都是由它排出去的。现在它生病了，水和钠排不出去，容量就会过多。大家都知道，患了肾脏疾病会产生水肿，这就是容量过多最常见的表现，另外一个表现就是高血压。现代医学研究表明，慢性肾脏疾病无外乎：虚、邪、实、滞、毒、淤、湿等症，使免疫复合物沉积在肾小球，激活免疫炎症细胞产生炎症介质毒素，炎症细胞与炎症介质毒素两者相互促进形成免疫功能亢进。治疗不能单纯对抗炎症，也不能单纯抑制免疫亢进。需要解毒、扶正、利水、活血、通络。

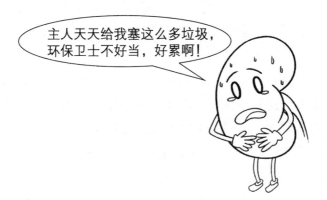

主人天天给我塞这么多垃圾，环保卫士不好当，好累啊！

二、高血压也是肾脏疾病的重要发病原因

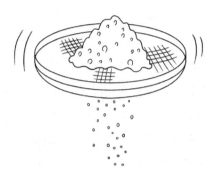

人有两个肾脏，在腰部左右两侧。肾脏在人体内的功能相当于一个"过滤器"，它能把人体内的有毒物通过尿液排出去。过程大致如下：动脉血从肾动脉进入到肾脏，经过功能单位——肾小球，肾小球像筛子一样，把毒素通过筛子漏出去，汇集到尿液里，随着尿液排出；而干净的血液汇集到肾静脉，通过心脏再转回到身体各处，这时的血就相对比较干净了。首先必须明确，高血压是肾脏疾病的一个重要原因——糖尿病肾病和高血压肾病占肾病科患者的绝大多数。所以要提醒所有的高血压患者和肾脏病患者注意这两个疾病的密切关系。正常的血液都是通过肾小球的入球小动脉进入肾脏，在"筛子"里滤除毒素，然后再从出球小动脉出去。而高血压患者肾小球的滤过压力增大了，导致肾小球内的压力也增高。这就好比一个筛子滤过一侧的压力增高，滤过的东西就会增多。所以患上高血压后很容易出现蛋白尿，因为蛋白在通过"筛子"时被增高的压力滤出，漏到了尿液里。时间长了，这个"筛子"本身也发生了一些变化，这就是我们常说的肾小球动脉硬化。高血压肾病其本质就是肾脏细小

动脉的硬化，造成蛋白尿，长此以往就会发展成肾功能不全，而肾功能不全到最严重的阶段就是尿毒症了。当肾功能受损后很多患者的病情不断加重，呈快速进行性发展，治疗起来增加了治疗难度和治疗时间，同时也增加了患者的痛苦和经济负担。

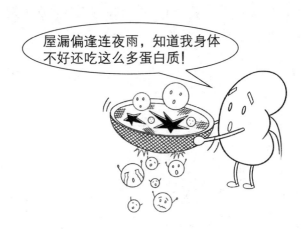

三、高血压肾病临床表现

由于高血压肾病患者大多没有明显不适，晚期会有重度水肿、大量蛋白尿、低蛋白血症、高脂血症等临床表现，必须通过一些特殊的检查才能诊断，因而早期多被忽视。但是，有一些先兆还是值得关注的。

① 身体乏力

有些患者会以为是过于劳累，或者是其他原因，而忽视了肾脏问题。由于高血压导致肾功能异常，"多功能调节器"的失灵会让酮体、胍类、尿酸等代谢产物难以从尿里排泄出去。时间一长，这些有害的物质在人体血液中蓄积，到达一定程度我们的身体就会出现精神不振、疲劳、乏力等"中毒"症状。例如，血液中尿酸过多的患者就容易出现"痛风"，常在夜间突然发生，程度剧烈，膝、腕、手指和肘关节表现为发红、发热和肿胀，而且容易反复发作。

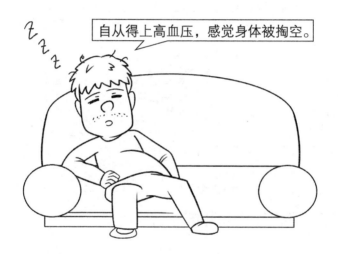

自从得上高血压，感觉身体被掏空。

❷ 小便起泡

正常情况下，尿液表面张力很低，形成气泡较少。当尿液含有一些有机物质和无机物质，使尿液张力较强而出现泡沫（就像自来水中加入了肥皂粉，容易起泡的原理一样）。由于慢性肾脏疾病患者体内的蛋白质等营养物质从肾脏漏出，通过尿液排出体外，尿液表面张力增高，尿中泡沫长时间不消失，甚至放置一夜仍然存在。但现实生活中，很少有人特别留意自己的小便，特别对于很多人来说，习惯一解完就把小便冲掉，不会留下观察是否浑浊或有没有泡沫。所以有高血压的患者一定要注意自己的小便，不能立马"来也匆匆，去也冲冲"。

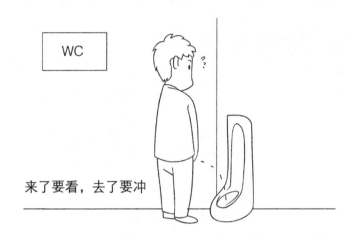

WC

来了要看，去了要冲

❸ 皮下水肿

一般饮水太多、睡眠时间过长或者是过于肥胖等，眼睑、脸部、小腿等部位会出现轻微的水肿，一般过个几小时就恢复正常。而肾脏出现问题的人，即使少喝水、避免睡过头和休息一段时间还是无法恢复正常。那么，如何检查自己是否出现水肿呢？很简单，以下肢为例，按压小腿靠近脚踝部分的皮肤，如果出现凹陷，且无法很快弹起，就说明下肢有水肿了。而且抬高小腿，水肿也不消失。一旦发现此类情况，一定要引起重视，及时去医院就诊治疗。

此外，肾脏疾病患者还会出现贫血、糖尿病、高脂血症等症状，而这些一般需要通过实验室检查才能发现，隐蔽性比较强。

四、控盐、控水、控蛋白质，肾脏轻松无负担

❶ 首先就是控盐

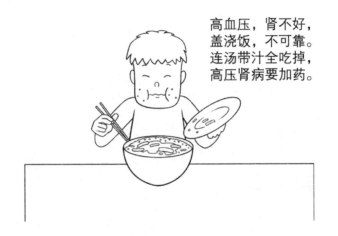

高血压，肾不好，
盖浇饭，不可靠。
连汤带汁全吃掉，
高压肾病要加药。

　　这里的盐指的是钠盐。因为盐和水是一对"好基友"，盐分在人体内的聚积就会伴有水的潴留，水分的保留会使血容量增加，加重高血压病情。相反，盐分的丢失也会减少部分水分。当高血压导致肾病，继而出现明显水肿症状时，也要限制饮水量。若患者未出现水肿，就不需要限制水的摄入量，以免尿量减少造成体内代谢产物不能随尿液排出对机体造成损害。为了预防肾脏疾病，高血压患者每日摄入的总盐量限制在3克以内为宜，相当于半个啤酒瓶空盖装平食盐的量。另外，高血

压患者也不能吃小苏打或碱做的馒头和点心，这些食物中含钠成分较高。特别是有喝菜汤习惯的高血压患者，尤其要改正这种"恶习"。外卖快餐有一种"盖浇饭"，做法是将炒菜连汤带汁全部吃掉，这样吃进去的盐也会大大增加，应注意回避。如果觉得饮食淡而无味，可做糖醋、酸味菜来改善口味，增进食欲。

❷ 其次是适当控水

有的高血压肾病患者，每日尿量正常又没有明显水肿症状，担心喝水会出现水肿，盲目地限制饮水。反而有些水肿的肾病患者认为喝水可以帮助肾脏排出身体的毒素，拼命地喝水，导致全身水肿，甚至出现心力衰竭。其实，以上两种做法都是错误的。不能简单地评定是多喝水好还是少喝水好，要根据身体"口渴"的信号来适当饮水。如果觉得口渴应快速补充水分，如果这时候长时间缺水对肾脏不好，如果不渴就不要喝水，这样就不会对肾脏增加负担。如果不渴而喝水，多余的水分需要肾脏功能排出去，给本身就虚弱的肾脏增加了负担，同样对肾脏的恢复不利。所以肾病患者对于饮水的问题不必过分在意，只要把握适度的原则就可以。每日摄入的水量最好不要超过 1.5 升，差不多 3 瓶矿泉水的量（包含煮饭、烧菜中的水以及饮料）。饮水的最佳时间是：早晨起床后，上午 10:00 左右，下午 3:00 左右，就寝前。另外，饭前饭后不宜饮水，饭前饮水要在进餐前 15 分钟，饭后饮水间隔时间要长些，食物越是不好消化间隔时间越长，吃水果之后要 30 分钟，吃肉之后要 3 小时。

❸ 再次是控制蛋白质摄入

根据 2012 年国际肾脏病组织"肾脏病：改善全球预后"（KDIGO）指南提示：推荐慢性肾病患者优质蛋白质摄入量每人每日每千克体重不超过 0.8 克，而未患上肾病的高血压患者也应避免高蛋白质饮食，也就是说蛋白质摄入量每人每日每千克体重不超过 1.3 克。然而，控制蛋白质并不是不吃蛋白质，许多患者走入了"无蛋白质"饮食误区，这不但无助于肾病治疗，还会造成营养不良，免疫力低下，加重病情。笔者体检中就遇到一位张先生，今年 62 岁，自从被确诊高血压肾病后，就开始了控制蛋白质饮食。每日只吃素，不吃肉，连豆腐都一口不吃，可是病情不但没有好转反而一天瘦似一天，虚弱的他被家人送到了沪上某医院肾脏内科。这时张先生才知道，自己需要的是"低蛋白质、优质蛋白质"饮食，而不是"无蛋白质"饮食。优质蛋白质是指那些必需氨基酸含量比较高、在体内代谢以后产生的含氮物质比较少、生物利用度比较高、营养价值比较高的蛋白质，包括动物优质蛋白质和植物优质蛋白质。动物优质蛋白质比如各种瘦肉、牛奶、鸡蛋等，植物优质蛋白质比如豆制品。豆制品除了富含人体必需的氨基酸以外，还富含不饱和脂肪酸，而且胆固醇的含量和磷的含量都比较低。进食这些优质蛋白质，可以减少肾病患者的蛋白尿的排出，减轻肾小球高灌注、高压、高滤过状态，从而减轻肾脏的负担。

第 28 章

高血压与糖尿病

——一对狼狈为奸的大活宝

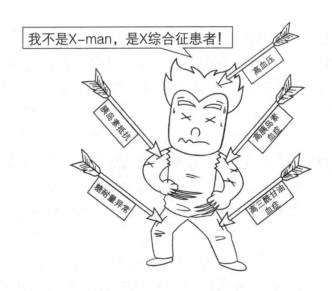

"三高"是高血脂、高血压、高血糖的总称，它们是奔向小康路上派生出来的"富贵病"。在早期"三高"可以毫无症状，常常因健康体检才被发现，但到了晚期可造成严重疾病，甚至危及生命。研究表明这三者临床疾病的聚集并非偶然。1988 年美国著名内分泌专家里文（Reaven）将高血糖中的胰岛素抵抗、高胰岛素血症、糖耐量异常，高血脂中的高三酰甘油血症和高血压统称为"X 综合征"（现称为代谢综合征）。有研究显示，中国成人代谢综合征患病率已由 2000 年时的 16.5% 上升至目前的 24.5%，而占据了"X 综合征"的半壁江山的高血压、糖尿病，已成为威胁大众健康的罪魁祸首。

一、"狼狈为奸"的高血压和糖尿病

目前中国高血压患者已超过 1.6 亿人，糖尿病患者约为 1 900 万人。近 40% 的糖尿病患者同时患有高血压；而约 10% 的高血压患者同时患有糖尿病。高血压与糖尿病关系很复杂，有的人是先发生糖尿病，有的人是先发生高血压，多数人高血压和糖尿病先后发生，少数人患糖尿病十余年后，尿中出现蛋白，血压逐步升高，这是糖尿病肾病引起的高血压。高血压患者尤其是肥胖者大约有 50% 存在胰岛素抵抗状态，这部分人很容易慢慢地变为糖尿病。因此，高血压和糖尿病有一个共同的病理基础——胰岛素抵抗。有人比喻说，胰岛素抵抗就像一座冰山，有时从水下先冒出高血压这座山头，有时先冒出糖尿病这座山头，最终两者可兼得。无论升高的血压或血糖或血胰岛素，都会引起血管内皮受损，刺激肾小球和肾小管（肾脏的两个重要组成部分），最终引起肾功能损伤。损伤的肾释放出许多升压物质，这时又反过来加重高血压，造成恶性循环。这样，高血压与糖尿病两者并存时"狼狈为奸"。孙静等曾对河北开滦地区 10 万名体检人群进行研究，结果提示：糖尿病患者同时患有高血压的累积发病率随年龄增加而升高，年龄、体重指数、血脂和尿酸影响男性高血压发病率，年龄、腰围和收缩压则影响女性高血压发病率。

二、高血压和糖尿病为啥老在一起

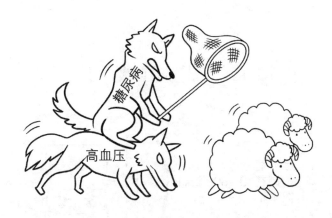

　　高血压和糖尿病共同的发病基础是胰岛素抵抗，即由于各种原因使胰岛素不能在体内发挥降血糖的作用。胰岛素主要在肝脏和肌肉组织中发挥降血糖作用，而糖尿病、高血压患者往往是脂肪组织增加而肌肉含量减少，且常常伴有血脂代谢的紊乱，这使血糖不易降至较低水平。机体为了使血糖能保持正常，就代偿性地释放更多的胰岛素。胰岛素是一种促合成的激素，不仅能够促进蛋白质、脂肪等合成，而且能够使水钠潴留和体重增加，促进或加重高血压的发生和发展。高血压的基础是动脉硬化，即动脉壁增厚变硬、缺乏弹性、动脉内径变小，造成局部供血不足，这会引起或加重糖尿病患者的大血管和微血管并发症，加重糖尿病病情的发生与发展；而高血糖又会促使血液和组织中的某些成分糖化，反过来加快和加重动脉硬化。糖尿病合并高血压的患者，其心肌梗死、脑血管意外等不良事件的发生率，远高于无糖尿病的高血压患者或无高血压的糖尿病患者。糖尿病合并高血压患者的眼底、肾脏、神经系统并发症的发生率也远远高于无高血压的糖尿病患者，且并发症的程度也严重得多。

三、控制血糖和血压都很重要

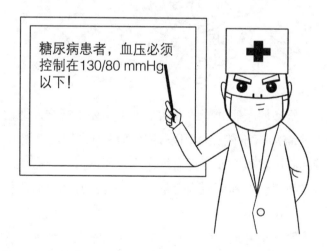

糖尿病患者，血压必须控制在130/80 mmHg以下！

糖尿病合并高血压后，既要控制血糖，也要控制血压，而控制血压的重要性绝不亚于控制血糖。尤其是已经有糖尿病肾病的患者，血压控制不仅是保护肾脏的关键，而且是防止糖尿病眼病加重的手段。糖尿病合并高血压患者的降血糖与降血压治疗可以同时进行。但如果患者血糖控制尚理想，血压却经常在 160/100 mmHg 以上，或同时发现了肾脏、心脏等疾患，降血压就比降血糖显得更为紧迫一些。那么，糖尿病合并高血压的患者应该如何控制血压呢？首先，糖尿病合并高血压的患者应该加强血压监测，统计资料表明，相当多的糖尿病患者尽管在服降压药，但高血压并未得到控制。因此，建议糖尿病合并高血压的患者在服降压药期间，应每周检查血压 1~2 次，以便及时调整降压药。其次，与单纯高血压患者比较，糖尿病合并高血压患者的血压控制水平要更严格，最好将血压控制在 130/80 mmHg 以下，因为糖尿病、高血压都是心脑血管疾病的危险因素。国外的临床试验已经证实，收缩压仅仅下降几个mmHg，糖尿病合并高血压患者的死亡率和残疾率就会明显下降。当血压由 130/85 mmHg 降至 120/80 mmHg 时，更有利于糖尿病肾病的防治。

四、糖尿病合并高血压，饮食做到"四个一"

❶ "一适"，就是细嚼慢咽，控制体重

如果您是一个"狼吞虎咽"的糖尿病和高血压患者，又想减肥或者保持身材，就需要考虑减慢您吃饭的速度了。通过慢慢品味，您不仅可以减少摄入的热量，还会充分享受美食带来的乐趣。因为从进食开始，到大脑接受已经吃饱的信号，这个

过程大约需要 20 分钟。如果在 20 分钟之内解决掉您的食物，您也许还没得到那个信号，直到有第二份食物或者享受了一个冰淇凌后才感觉到饱了，但这时已经摄入了太多的热量。例如，在咀嚼的时候放下筷子；吃饭时设置 20 分钟的定时器；吃饭的时候不要干别的事；尽情地咀嚼食物，并且品尝它们的味道。此外，对于个人体重有个简单的估算方法，那就是：身高（厘米）–105= 体重（千克）。例如，身高 170 厘米，体重应是 170–105=65（千克），如果体重超过 65 千克就应引起注意，超过 70 千克就有点胖了。

❷ "一多"，就是多吃蔬菜

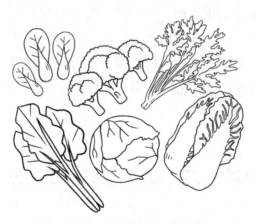

在糖尿病合并高血压患者的血糖、血压控制中，蔬菜起着重要作用，新鲜蔬菜中含有大量维生素，能防止血管硬化。蔬菜中的维生素还能保持大便通畅，芹菜还有一定的降压作用。所以，一般每日推荐的蔬菜摄入量是 500~750 克，而这些蔬菜中，又重点强调多吃叶茎蔬菜。如芹菜、西蓝花、卷心菜的茎、梗等，非常不好嚼，而像茼蒿、空心菜、菠菜等的茎，我们也得细嚼慢咽，否则，也不容易下咽。而正是这些蔬菜，才是我们控糖的好帮手，在我们每日的膳食中，要得到"重用"。血糖越高，血糖越高，蔬菜在膳食中的占比越大。此外，叶菜中的维生素C、胡萝卜素等抗氧化剂含量最为丰富，如菠菜、油菜、茼蒿、空心菜、白菜、莴苣等，特别是深绿色蔬菜，如菠菜、油菜、西蓝花等，含量更为丰富，尤其要增加摄入比例。

❸ "一少"，就是少吃油腻

人体所需要三大供能营养素是：糖类、脂肪、蛋白质，而三者在进入人体后，所释放的热量是有差别的，同样重量的三者热值比为4:4:9。也就是说，糖类和蛋白质所释放的热量是一样的，但脂肪所释放的热量是前两者的2倍。基本上50克脂肪的热量比100克糖类的热量还富余，所以说油腻食物更要禁忌。糖尿病本身就是由于胰岛素分泌的绝对或相对不足引起的糖、脂肪和蛋白质代谢的紊乱。又因高血压易于合并动脉粥样硬化和心脑血管疾病，所以必须严格限制动物内脏、蛋黄、鱼子、肥肉、鱿鱼、虾、蟹黄等多脂类和高胆固醇食品的摄入，以免加重脂质代谢紊乱，发生高脂血症。

有个用油的生活细节需要注意，那就是高血压、糖尿病患者宜选植物油，有助于减轻脂代谢紊乱。按不饱和脂肪酸含量由高到低，以橄榄油、野茶油、花生油、豆油等为佳。棕榈油、椰子油虽属植物油，但和其他植物油不同，主要含饱和脂肪酸。饱和脂肪酸摄入过多，使高脂血症、冠心病、脑卒中等疾患危险性增高，还会增加乳腺癌和肠癌的发生率，不宜选用。同时，有些节俭惯了的患者，常常会把油炸食物后的剩油，留着下次炒菜时用，这种炸过食物的油不建议再次食用。

❹ "一限"，就是限制钠盐

食盐是烹调中不可缺少的物质，也是人体钠和氯离子的主要来源，对维持人的生命活动有着重要的作用。医生、营养师通常把限制患者进食升糖指数快的食品，作为指导患者饮食治疗的重要方法，但是对限制盐的摄入量则较少注意。现代医学研究已表明，过多地摄入盐，具有增强淀粉酶活性从而促进淀粉消化和小肠吸收游离葡萄糖的作用，可引起血糖浓度增高而加重病情。因此，糖尿病患者不宜高盐饮食。若糖尿病患者对食盐不加限制，长期摄入过多的盐，势必诱发高血压，并且会加速和加重糖尿病大血管并发症的发展。此外，盐能刺激食欲，增加饮食量。因此，必须实行低盐饮食，即每日摄入盐的量在 5 克以下，限盐还应包括含盐的调味品如酱油、酱、醋、海产品等，一些面食如 250 克放碱放酵的馒头所含的钠约等于 2 克食盐，也应当注意。

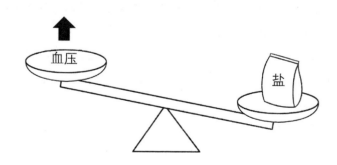

　　要强调的是，现在市面上有低钠盐的出售，很多患者会去选择此类盐食用，可有很多科学的知识我们却不一定知道。所谓"低钠盐"，是以氯化钠、碘酸钾或碘化钾为原料，再添加一定量的食用氯化钾和硫酸镁配比加工而成。与普通食盐相比，低钠盐中的氯化钠含量由 95% 左右下降为 65%~70%，其中增加的钾、镁等元素有助于调节血压水平，且口感变化不大。因此，从一定意义上来说，低钠盐是适合高血压、心脏病患者食用的"健康盐"。但是，低钠盐并不等于"低盐"。不少人认为低钠盐中钠含量降低，口味也更淡了，在烹调时往往会加入更多的低钠盐；还有一些患者认为低钠盐用多少都无所谓，为了满足口腹之欲大把地放，口味反而比以前更"重"了。这样一来，不但钠的摄入量没有减少，反而增加了钾和镁的摄入量，对于肾功能不全者还会因血钾过高带来风险。

第29章

血压的测量与监测

——如何在家做好自测

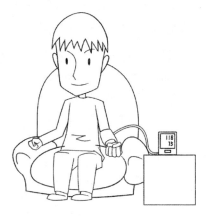

　　高血压的发病已极为普遍，中国每10个人中约有3个人患有高血压，老年人高血压患者更是超过老年人总数的一半，而且其中大部分人并不自知。高血压是长期危害生命和生存质量的慢性病，以正常血压115/75 mmHg为起点，长期血压每上升20 mmHg，死亡风险就会翻一番。在很多情况下，我们不仅需要在医院看病时测血压，还需要在家里为自己、为家人进行血压测量。研究表明，教会高血压患者家属监测血压并养成习惯，能大大加强他们对治疗的依从性，改善慢性病的治疗效果，最终改善远期的生存率。下面我们就来谈谈家庭血压监测。

一、哪些人需要在家监测血压

❶ 怀疑血压异常的人一次测量并不一定能反映真实情况

医学上常见的"白大衣高血压"现象，即患者在医生面前紧张焦虑，测得的血压较高，而在患者充分适应环境后，血压又恢复很正常，紧张可以使血压比平时高约 30 mmHg。当然还有"反白大衣高血压"，在家里自测血压的时候常发现血压会升高，而当他们满怀苦恼地来到医院，在医生面前，高血压就会"装萌装无辜"，把它的狐狸尾巴藏得好好的。

❷ 已经有高血压的人

已经有高血压的人，大多需要长期服药控制血压，长期在家测血压对指导治疗有非常大的意义。

❸ 血压偏高但尚未达到高血压标准的人

对于检查血压偏高但尚未达到高血压标准的，按规范应使用专门的动态血压监测仪器，进行 24 小时监测才能确诊。但普通人也可以通过在家反复测血压的方式粗略了解病情。

二、在家监测血压需要怎样的血压计

虽然心内科医生通常都使用水银血压计来测量血压，但水银血压计单人难以操作，且需要长期训练才能准确测量。所以，在家自测血压首先要购买一个质量可靠的电子血压计。

❶ 何种规格

中国尚未有血压计的临床准确性检测标准，所以，预算充足的话，应选择标注了通过欧美认证的 ESH、AAMI 或 BHS 字样的血压计，例如欧姆龙的多数型号。血压计的袖带规格不同，应根据自己的手臂／手腕粗细进行选择，购买时需详询客服。此外，电子血压计需要每年校准一次，厂商必须要提供校准服务，否则不值得购买。

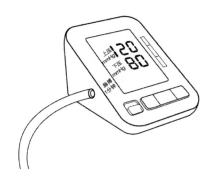

❷ 腕式和上臂式，哪种血压计更好

多数人使用腕式血压计时，因不能将血压计与心脏齐平，

加大了误差。而且，研究表明，即便规范使用，上臂式血压计的可靠性也好于腕式。所以，应首选上臂式电子血压计。当然，腕式血压计更小巧便携，而且衣服穿得多时不必脱去袖子也能测量，所以对于经常出行或者居住在寒冷地区的人也是一个选择。市面上还有一种手指血压计，有些还提供手机 APP 来帮助监测和记录。但是，手指的血管很细，张力变化的影响因素太多，测量的结果与上臂血压计偏差很大，而且多次测量的结果也不稳定。专科医生明确表示：手指血压计完全不可靠，没有医学价值。

三、怎样使用血压计测量血压

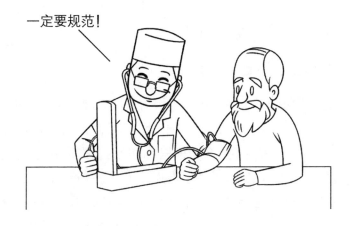

一定要规范！

❶ 测量前怎么准备

测量前 30 分钟不能进行剧烈运动，避免抽烟、喝酒，避免喝咖啡、茶等，并提前上个厕所。找一个有靠背的椅子或沙发，坐着平静休息 5 分钟。对于高血压患者，测血压评估的是控制的效果，所以药还是得按时吃，不要因为测量而耽误。

❷ 坐着量还是躺着量

一般来说，卧位血压与坐位理论上有一定差值，主要是国内测量血压要求"三点一线"，即心脏、肱动脉和血压计 0 点在同一水平，但是卧位时，由于为了保证"三点一线"会使血压计侧弯致读数误差。有报道坐位测量的舒张压较仰卧位高 5 mmHg，收缩压卧位高于直立位 8 mmHg，而且各种报道不一，目前没有发现明确的、有意义的差异。所以目前对血压测量的体位也没有明确的规定，通常认为测量血压时，只要患者测量的上臂放在心脏水平，则可以取坐位、卧位，甚至根据需要取站立位。为了方便，临床中大部分采取坐位。建议患者在监测时，也尽量以坐位的血压为准。

❸ 用左手还是用右手

左右手肱动脉测量血压时，因为右肱动脉为主动脉第一分支，左肱动脉为第三分支，消耗能量较右手多，故血压偏低，右手才能更接近主动脉侧壁单位面积上的压力。临床中目前普遍以右手血压为主。健康人的两上肢血压可有 5~10 mmHg 的差异，同时约有 20% 的正常人，左右上臂血压差别>10 mmHg（称为臂间血压差异），因此推荐第一次检查时应测量左、右两侧的上臂血压。当左右上臂血压不一致时，应采用数值较高侧手臂测量的血压值为准。但若臂间血压差异持续>20 mmHg 时，高度提示血管病变，如主动脉弓缩窄及上肢动脉闭塞、大动脉炎、动脉畸形、严重动脉粥样硬化、主动脉夹层累及锁骨下动脉等，此时应及时就诊，请医生进行进一步检查，明确原因。

❹ 吃药前还是吃药后

服用降压药物肯定会影响患者的血压水平，关于服药和测量血压时间怎么安排，目前的观点如下：

（1）在诊断为高血压之前，应先测量血压以便对血压进行可靠的评估，为后续治疗提供指导。如果患者已经自行服用药物，应在保证安全的情况下，停药一段时间之后，再测量血压。比如氢氯噻嗪，其半衰期是 15 小时，如果要彻底消除其对人体的影响，应至少停用该药 75 小时，约 3 天时间。所以，当大家发现血压升高时，先去就医，不要自行服药，以免对后续的治疗造成干扰。

（2）已经确诊了高血压，并长期服药者，此时测量血压主要是评估服药后血压的控制情况，以便进一步调整降压药，所以此时应在正常时间内服用药物，同时测量每日不同时刻的血压，如早、中、晚，这样则会更加充分了解血压的控制情况；部分药物容易引起体位性低血压，如哌唑嗪，会扩张血管，用药后突然站立，会导致回到心脏的血液明显减少，出现低血压症状，如头昏、站立不稳等，此时应加测站立位的血压水平，有条件的可加测动态血压。

❺ 测完血压应记录哪些数据

测完后，应该立即用本子记录下血压和脉搏，并且记录测量日期、时间、左臂还是右臂、有无服药以及服药剂量，便于就诊使用。

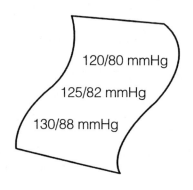

❻ 早上测还是晚上测

不管是普通人，还是高血压患者，都应该明白一个常识——即便排除了生活方式和服药的干扰，人一天之中的血压本身也是有昼夜起伏的。最典型的是"双峰一谷"——白天时血压处于高位，到晚上 8:00 左右逐渐下降，在凌晨 2:00—3:00 到达低谷，而在起床后又开始急速上升，在上午 8:00—9:00 达到一天内的最高峰，称为"晨峰"。而每个人的上述时间点并不一致，少数人甚至完全相反——在睡眠时的血压高于白天。因此，只测一次的话，可能刚好没捕捉到这个人血压超标的时刻，就漏诊了高血压。

因此，特给出一些建议：前往就诊前，至少连续测量 5~7 天，每日起床后（饭前）、睡觉前各 1 次。刚开始的高血压治疗，或者刚调整过用药物剂量者，也应每日起床后（饭前）、睡觉前各测 1 次，直到至少连续 1 周的血压都能稳定达标后，再减少频率。血压控制得很好的患者，每周测 1~2 次，时间选在自己每日血压较高的时候，通常是晨起时。够不上高血压诊断标准，但是血压偏高的（例如大于 130/80 mmHg 但未到 140/90 mmHg，具体以专科医生现场结论为准），应每月测量昼夜血压 1 次，并且需改善生活方式。

四、如何理解自测血压的结果

在家监测血压，结果标准跟通常高血压的诊断标准（140/90 mmHg）是不一样的，一般认为家庭自测血压高于 135/85 mmHg 即达到诊断标准。但一次测量并不够标准，而同时患有糖尿病、高血压，或者高龄的患者，情况又有不同，因此，正确的做法，还是如实记录，并咨询专科医生。此外，在家使用电子血压计监测血压的意义主要在于为初诊提供更多信息，以及配合长期治疗。

初诊患者有条件的最好还是要进行一次"动态血压监测"，即随身佩戴医院配发的专用仪器，连续监测 24 小时甚至更长的时间，这样才能把握自身血压的变化规律，更好地制订方案。为了您和家人的健康，都来学学自测血压吧，也不要忘了，一定要听从专科医生的指导。

第30章

更年期高血压

——教你几招轻松应对

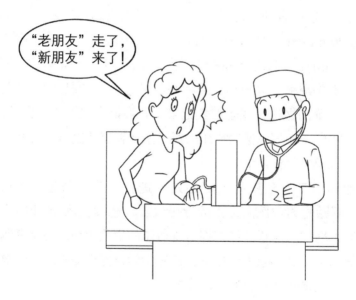

今年 51 岁的张阿姨，在年初体检时意外地发现自己的血压、血脂和尿酸都高出了正常值，而在去年之前，她的这些项目数值都是正常的。思前想后，她把罪魁祸首"推敲"了出来——更年期。今年以来，张阿姨的月经开始不规律，并且

经量减少，各方面都显示自己进入了更年期。听说更年期会引起女性内分泌失调，那么，自己的血压升高等情况是不是也因为内分泌失调而引起呢？确实如此，绝经前的妇女不太容易得这病，是由于雌激素对心血管有一定的保护作用。人到了更年期，激素保护水平开始减弱，心血管问题"开始显现"，容易出现如高血压、冠心病等疾患。

关于更年期，现在更恰当的说法是围绝经期，是指女性由生育期过渡到绝经期进入老年的生理阶段。女性到了 45~55岁，卵巢功能逐渐衰退，虽然很多人平稳度过了更年期，但是也有部分女性在体内雌激素水平下降、内分泌功能失调、自主神经功能紊乱的影响下，容易出现情绪不稳、焦躁不安、失眠、乏力等症状，而这通常被称为更年期综合征。除了上述症状，更年期女性也容易受到高血压的侵扰。更年期前，女性高血压的发病率低于同年龄的男性，但是在进入更年期后，女性高血压的发病率就会明显上升。高血压作为一种严重危害人体健康的心血管疾病，会导致心、脑、肾等重要脏器受损，所以更年期高血压需要得到大家的广泛关注。

一、什么是更年期高血压

更年期高血压包括更年期综合征性高血压，也包括在更年期发生的原发性高血压。更年期综合征性高血压是指高血压仅为更年期综合征主要症状之一，属症状性高血压。更年期女性由于自主神经功能失调和血管舒缩功能异常而出现血压升高，这种高血压可能是暂时的，到更年期结束后，血压也可能随之恢复正常。然而随着年龄的增长，血管弹性逐渐下降，这期间动脉粥样硬化、原发性高血压等心血管问题也开始显现。所以这期间出现的血压升高，也有可能是原发性高血压。不论是激素影响还是原发性高血压，只要是血压升高，都会对心脑血管的健康造成负面影响，所以，当更年期发生血压升高时，不要觉得过了更年期就好了，对血压升高不在意、也不控制，这是很危险的。

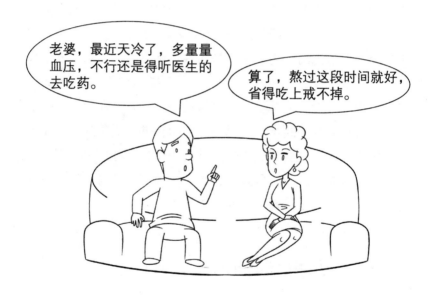

二、更年期对血压有什么影响

高血压并不是更年期妇女特有的，任何年龄都有可能出现高血压。更年期对血压确有影响：① 在更年期过程中，由于激素水平的变化，机体脂肪的分布会发生改变，脂肪快速堆积，易形成腹型肥胖，这是引起高血压的危险因素之一；② 更年期前后，性激素水平波动变化会导致心跳明显加快、周围血管更易收缩，血压容易上升；③ 更年期过程中带来的内分泌失调、自主神经功能紊乱会导致情绪不稳定、失眠、烦躁等症状，从而引起血压波动；④ 雌激素对于心血管具有保护作用，更年期时雌激素水平急剧下降，对于心血管的保护作用也开始减弱，容易出现高血压、冠心病等疾患。

三、更年期高血压同样需要治疗

对于更年期综合征患者来说，治疗首先强调的是对更年期症状的控制：生活方式的调整、适量的体育活动以及心理调适都具有重要作用。补充雌激素、调节内分泌和改善睡眠等作用的药物也可以使更年期症状得到缓解，这时高血压也会得到缓解。其次，监测血压对更年期的女性非常重要，在更年期，患者极易受情绪和外界环境的影响，这样就会使血压不稳定，波动太大时会加重心血管系统的损害。第三，进行必要的降压治疗。必要时更年期高血压的患者也应该在专科医生的指导下服用降压药物。并监测血压，及时调整药物，可以最大限度地减少心脑血管病的发生率和死亡率。

四、更年期饮食原则

选择"二多"的食物，二多是指多蔬果、多粗粮。其丰富的维生素、纤维素对控制血压和保持身体健康有很大的帮助。选择"三少"的食物，三少即少盐、少油、少加工，高血压患者饮食宜清淡，制作食品应控制好盐、油等调味品的用量。烹饪主要以清蒸、煮、拌为主。煎炸类的烹饪方式热量偏高，易导致高血压，所以要少食用。

五、更年期过后，血压监测更重要

对于症状性高血压来说，平稳度过更年期后，高血压能得到一定程度的恢复，可以不用药物控制。大多数更年期高血压患者，在更年期过后血压仍难恢复正常，这时，患者应该重视血压监测，并且根据医嘱规范用药，才能对长久的健康有利。更年期是一个正常的生理过程。在面对更年期时，要保持一颗"笑观花开花落，坐看云卷云舒"的心，解除思想顾虑，不要有任何恐惧与忧虑。高血压并不可怕，通过合理的饮食生活调理、心理调适和正确的治疗，大多数高血压患者的病情都能得到稳定的控制，安度老年生活。

第31章

小孩子也会得高血压吗

——哪些孩子易被"杀手"盯上

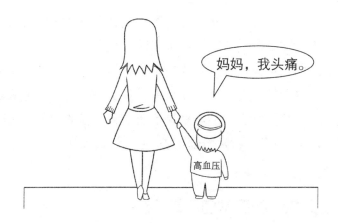

你可能认为只有成年人才会得高血压，但实际上，不管是婴幼儿、学龄前儿童还是青少年都有可能患上高血压。有2%~9%的学龄或学龄前儿童会发生高血压。儿童的高血压多数为继发性高血压，其中肾性高血压占继发性高血压的80%左右。随年龄增长，原发性高血压的比重逐渐升高，在青春期发现的高血压，多为原发性高血压。儿童高血压和肥胖密切相关，约

50%的儿童高血压患儿同时有肥胖的情况，肥胖儿童患高血压的风险是正常体重儿童的6倍。通常，这类孩子的生活方式存在很多问题，比如高热量、高脂肪的饮食习惯，缺乏运动。

一、孩子为什么会发生高血压

引起高血压的原因由于儿童年龄的差别也各有不同。越小的孩子，他们的高血压越有可能是其他疾病引起的。婴幼儿的高血压在早产儿中最为常见。有些新生儿高血压通常是由于先天性肾脏疾病、肺部疾病、心脏疾病或是循环系统的疾病引起的，其中由肾脏疾病引起的高血压最为常见。

学龄期儿童或是青少年的高血压通常与超重有关。在某些情况下，他们的高血压也可能是由肾脏疾病或其他情况例如血管畸形、激素异常引起的。如果不能找到明确的导致高血压的病因，医生会把这种高血压称为"原发性高血压"。

二、孩子的正常血压是多少

儿童高血压的定义是指血压值高于同一年龄组、相近身高、同一性别的儿童百分位数值95以上的人群。就是说，如果一个孩子的血压比同年龄组95%的孩子血压数值都要高的话，那这个孩子的血压数就是异常的。根据2013年发表的《中国高血压患者教育指南》的数据，中国儿童高血压的诊断标准见下表（单位：mmHg）。由于儿童容易紧张，医生为他们初次测量血压时数值通常会偏高，建议在不同的时间段进行多次测量后取平均值，来判断孩子是否血压偏高。

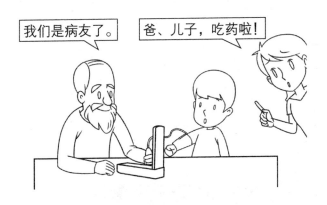

中国儿童高血压诊断标准

年龄（岁）	男		女	
	收缩压（mmHg）	舒张压（mmHg）	收缩压（mmHg）	舒张压（mmHg）
3	105	69	104	68
4	107	70	105	69
5	110	71	107	71
6	112	73	110	72
7	115	74	112	73
8	117	76	115	74
9	119	77	117	76
10	120	78	118	77
11	122	78	121	77
12	124	78	122	78

续表

年龄 （岁）	男		女	
	收缩压 (mmHg)	舒张压 (mmHg)	收缩压 (mmHg）	舒张压 （mmHg）
13	125	79	123	78
14	127	79	123	78
15	129	79	123	78
16	130	79	123	78
17	132	80	124	78

三、高血压可能产生的长期影响

如果血压偏高，心脏将血液向全身供应时，需要用更大的力量，另外，全身的血管也要承受血压较大的压力。由于这个原因，高血压患者心脏和动脉的工作负担比其他人要重得多。如果高血压得不到纠正，那么心脏和全身的动脉血管都有可能受到损伤：心脏会增大，发生供血不足，出现冠心病、心力衰竭等；脑动脉受到影响，出现脑出血、脑梗死；肾、眼睛等器官的动脉受到影响，出现肾衰竭、失明等。

四、如何治疗高血压

如果孩子的高血压是由某类基础疾病引起的，那血压值可能在基础疾病得到治疗之后恢复正常。如果孩子没有任何的基础疾病，那么绝大多数的高血压儿童通过非药物治疗就可以达到血压控制的目标（同年龄组的 95 百分位以下）。非药物治疗的方法有：

❶ 控制体重

增加各种体育活动，这是控制体重很关键的步骤。高血压患儿应该保持每日进行 1 小时的有氧运动。只有当高血压非常严重的情况下才会被禁止运动。除此之外，还要限制荧幕时间，例如看电视的时间、用电脑或是其他电子产品的时间等。

❷ 调整饮食结构

不同于成人，儿童正在生长发育期，一味减少食量，会影响儿童的正常发育。家长应该给孩子制定合理的饮食计划，在保证儿童正常生长发育的情况下，尽量减少饮食中的热量。尤其要注意以下几点：少吃各种高脂、高盐的油炸食品、腌制食品；在食物中减少精制米面，多吃杂粮等谷物；少吃甜食及各种零食，尽量用新鲜水果代替各种零食；含糖饮料是导致很多儿童肥胖的罪魁祸首，高血压儿童应该戒掉各种含糖饮料，包括各种碳酸饮料、果汁、含乳饮料、"补脑"核桃露等。

家长对于儿童的健康有很大的责任，在督促孩子运动、改善饮食结构方面，家长一定要严格监督，以身作则。可以全家总动员，一起养成良好的生活习惯，让孩子受益终身。发现孩子发生高血压之后，如果经过 6 个月的非药物治疗没有效果，或者出现了持续头痛、眼底改变、心脏损害、糖尿病等情况，需要及时开始药物治疗。治疗儿童高血压一般会选择沙坦类、普利类或者钙拮抗剂。如果偶尔发现儿童的血压偏高，也一定要重视。高血压患儿如果不及早接受治疗，会对心、脑、肾、眼等脏器造成严重危害。但是，及早发现，及时控制，儿童仍然能有一个健康的人生。

第 32 章

关于高血压的 "忽悠"

—— "忽忽悠悠" 头更晕

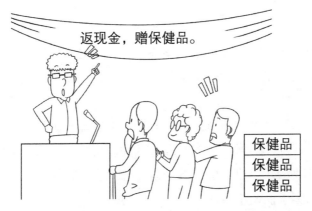

在所有骗子最爱忽悠的患者里，高血压患者如果不是最多的，那没有哪个疾病的患者会是最多的。原因之一，高血压患者数量庞大，并且还在逐渐增加中；原因之二，高血压是很多让人担忧的疾病的高危因素，比如心脏病、脑血管病等。要认清关于高血压的忽悠，至少需要了解一些关于高血压的常识。

一、关于高血压的常识

高血压分为原发性高血压和继发性高血压。原发性高血压是指以血压升高为主要临床表现伴或不伴有多重心血管危险因素的综合征。继发性高血压是指由某些确定的疾病或病因引起的血压升高。平时我们所说的高血压，主要是指原发性高血压。

单凭血压测量和症状描述基本上无法确诊继发性高血压，漏诊后，除了治疗困难，还使很多患者失去了有效治疗甚至"去根"的机会。此外，肾性或肾动脉狭窄、呼吸睡眠暂停综合征等造成的继发性高血压，或原发性高血压混进了继发性因素造成的高血压患者的情况越来越多，这部分患者药物治疗困难，常常成为顽固性高血压，这恰好是骗子们的目标人群。建议药物治疗困难的高血压患者到专业医生那里去检查是否有或新发了继发性因素。毕竟，对继发性因素的治疗目前有越来越多的有效治疗手段。但总的来说，原发性高血压是医学科普工作者和骗子们的主要战场。

二、高血压是"身体的正常反应"吗

心脏每次输出的血量大，外周的阻力越大，血压就越高。血压的正常值一般是采用 140/90 mmHg。用这个数值，是根据对大量人群调查研究的结果，虽然正常人在紧张、运动的时候血压也会升高，但如果血压平时总是高于这个值，就容易影响重要脏器，例如心、脑、肾的结构和功能，最终导致这些重要器官的功能衰竭。高血压的风险、对生活质量的影响，是由大量实验，涉及全世界多个国家、种族的研究所证实的，因此也是专业医生中间的共识。所谓"高血压是人体正常反应"的说法，是分不清"急性应激反应"和"慢性应激反应"的区别。在面临危险的时候，包括血压在内的一系列病理和生理变化可以帮助人们更好地应对，但这个时候的高血压不是病态的，而长期的、没有危险需要应对的高血压则绝对是对人体有害的。

在前面了解了高血压的基本知识，明白以下的忽悠就比较容易了。

忽悠一："几个疗程治愈高血压"

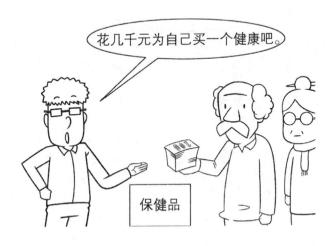

高血压的病因还不是很明确，目前还找不到一种能够将其根治的方法。因此，治疗高血压不存在"疗程"的问题，往

往需要终身服药，更不可能治愈。医生有的时候建议一些高血压患者几周改一次剂量，是为了平稳降压，且多数长效药物往往一两周内药效才发挥到极致，当然这里也有身体内分泌、受体等逐渐调整的因素。骗子们的"疗程"，多数是为了对付其疗效不佳的拖延战术，或者为了更多地卖他的药物。更重要的是，有"疗程"的概念，就引申出"疗程结束"的结果。这造成患者停药或反复间断性用药、停药，更造成了血压波动，这样不但使每次药物调整困难、时间延长，近期远期并发症的风险也会增大。宣称"治愈高血压"的骗子，自己也知道长久不了，往往不等"疗程"结束、药监局的禁令、患者不满找上门来，就随便换个名字，或者等钱赚够了就收手。所谓的"疗程"，可能比骗子产品的寿命还长。

忽悠二："最新科技""祖传秘方"治疗高血压？

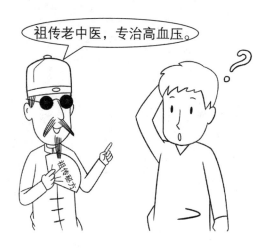

祖传老中医，专治高血压。

治疗高血压的药物有好几种，大多机制清楚，疗效确切，互相之间没有绝对谁优谁劣的问题，需要针对不同的患者综合考虑，包括患者的年龄、家族遗传史、肾功能情况、有无糖尿病、经济状况等。需要说明的是，适合患者的药物，就是最好的，不要盲目跟着身边号称"吃了有效"的人吃一样的药。试想，就算有"最新科学技术成果"，最先知道的也是专业的医生，而不可能出现在普通媒体上和普通人的口述中。哪来的什么祖传秘方？

忽悠三："吃了××药，头痛、失眠、乏力等高血压症状消失了"

高血压给人的困扰不像感冒一样，让人觉得不舒服。吃了所谓的"降压产品"，某些症状感觉好多了，要么是心理作用，要么里面添加了不明成分。主要问题在于，这种状态给人体器官造成慢性损伤，日积月累出现程度不同的致残和致死危险。并没有什么症状是高血压特有的，降压药是否有效的指标，就是血压是否得到平稳的控制，而不是改变了某种症状。

忽悠四："一般西药虽然能降压，但伤胃伤肾，不如我的产品安全"

和很多药物一样，任何药物都有不良反应，都需要权衡利弊。现在大多数降压药是安全的，利明显大于弊。所谓的"伤胃"，大多只是药物引起的消化道症状，这样的不良反应大部分药物都有，因为大脑中产生恶心呕吐的中枢非常敏感，能够感受到血液中很微量的东西，从而产生恶心呕吐的感觉。还有一些误解，把冠心病患者常用的阿司匹林等药物当成了降压药，这些药物倒确实可以引起胃肠道损伤。说降压药伤肾却是颠倒是非。众所周知，高血压的一个重要危害就是损害肾脏，控制血压的主要目标之一就是保护肾脏功能。高血压长期不能控制造成的肾脏损害迟早必然发生，而降压药物降低血压后对肾脏的保护作用甚至有的药物对肾功能损害的逆转作用都是有确切证据的，好处远远大于药物经肾脏代谢给肾脏带来的负担。

综上所述，骗子们卖所谓的降压药，忽悠的手法无非是：一夸大疗效，二诋毁正规治疗。实际上，很多骗子的产品里面都被证实添加了便宜的西药降压药，比如氢氯噻嗪、硝苯地平、卡托普利等，起作用的也只能是这些西药，但价格却高了几十甚至上百倍。

后　记

　　日常工作中，笔者每日都会遇到很多血压异常的人。有长期高血压患者，有血压控制不佳的青壮年，还有血压时高时低的初发高血压患者，有男有女，有老有少。这些高血压患者对高血压的认识各不相同，而很多人对高血压的认知度极低，导致高血压患病率居高不下。由于中国高血压科学知识的普及程度不高，人们对高血压的认知也出现了偏差，给广大高血压患者和高危人群带来了极大的困惑和焦虑。这也是导致我国高血压患者的"知晓率""治疗率""控制率"低下的主要原因。

　　30多年的临床经验，使笔者深深感到，高血压病本身并不可怕，极少有高血压病直接致死的病例，但高血压并发症却非常可怕。虽然高血压病程发展缓慢，悄无声息，但对心、脑、肾、眼睛、血管等人体脏器的攻击绝不手软。事实上，往往是高血压病损伤了这些重要脏器，导致人体出现临床相应症状或是医学检查发现了病症，这才引起患者注意，但此时往往为时已晚，只能被动应对高血压病的进一步攻势。而更糟糕的是不少患者都延误了有效治疗时限，一方面，是患者出于对疾病的反感或是恐惧，不愿意承认和接受自己患上高血压病的事实，或者因高血压病早期多无自觉症状，但根本原因是高血压科学知识的认识欠缺。另一方面，是患者惧怕药物的"毒副作用"而拒绝药物治疗，或是短时药物治疗后自行停药。这也是高血压病"治疗率""控制率"低下而脑卒中高发的一个原因。众所周知，药物总会有一定的不良反应，但人们将药物的不良反应妖魔化了，甚至到了讳疾忌医的地步，导致病情日益严重。

高血压病是一种慢性病，高血压患者应习得一定的高血压知识，在医学的帮助下使血压始终保持在正常范围，这可以使患者的身体免受高血压并发症的危害，并保证身体处于"带病健康"状态，确保生活质量。

本书献给那些渴望健康的高血压患者及高血压高危人群。希望高血压疾病在医护人员、患者的共同努力下得到有效控制。

关国跃

2018 年 8 月

致　谢

　　《漫话高血压》一书终于与读者见面了。本书2016年获上海科普教育发展基金会资助，本应在2017年前出版，因故延至今日。幸运的是，上海科学普及出版社对书稿给予了高度认可，编辑们的努力为本书增添了光彩。向上海科学普及出版社及其编辑们致谢！

　　感谢科普教育发展基金会对本书的资助，为有志于向广大热爱健康的民众传播科学知识的医务人员提供了一个广阔的舞台。

　　还要感谢参与本书编著的团队成员，他们都是在医疗保健、健康教育及医学科学知识领域孜孜不倦工作的临床医生和健康教育专家，他们将多年来遇到的各种问题、积累的经验，以文字的形式奉献给大家，向人们传递科学、通俗、可操作的防治高血压知识，使高血压患者和受高血压困扰的人们能够早日摆脱或减少高血压带来的危害，建立战胜高血压的信心，通过努力使身体保持在最佳健康状态，提升生命质量和幸福感。愿读者通过阅读本书而获得健康。